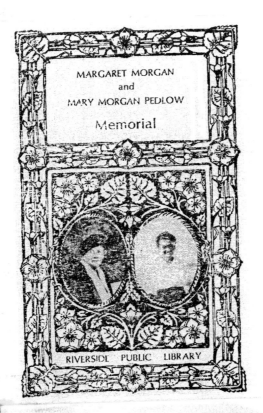

YOGA

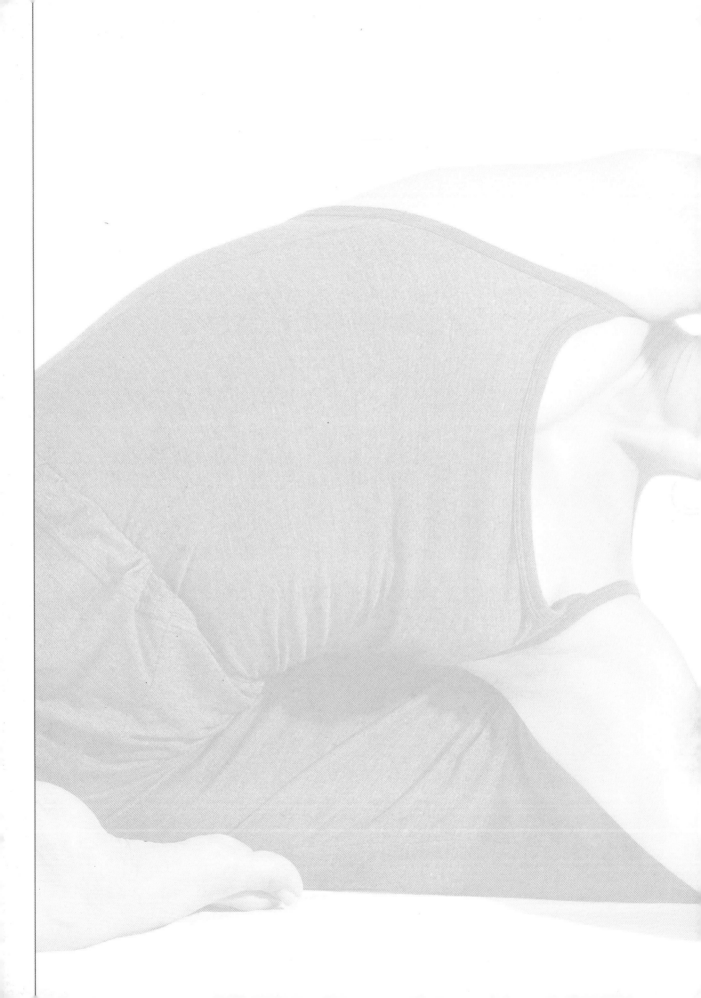

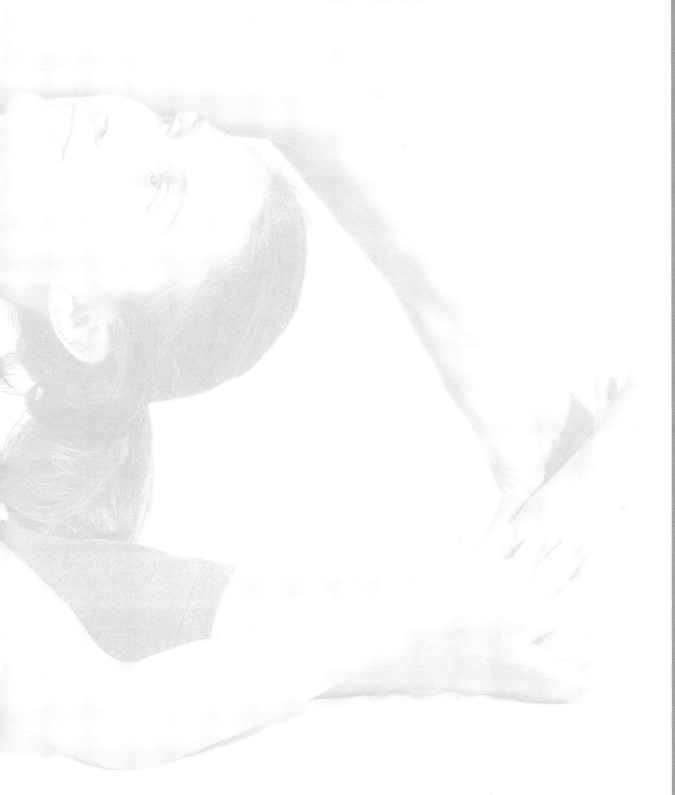

YOGA

NOA BELLING

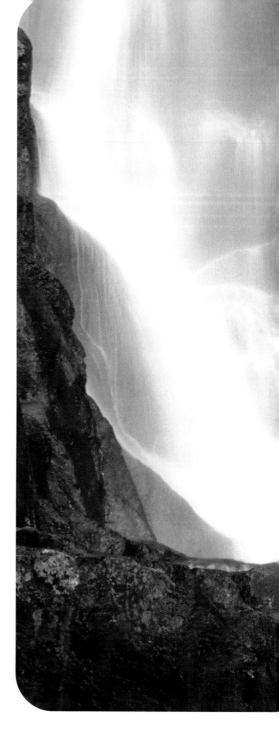

ISBN: 84-9764-138-8

Primera publicación en España por:

C/ Primavera, 35 - Polígono Industrial El Malvar

28500 Arganda del Rey, MADRID - ESPAÑA

E-mail: edimat@edimat.es

http//www.edimat.es

Publicado en UK por New Holland Published (UK) Ltd

Impreso y encuadernado en Singapur por Craft Print International Ldt

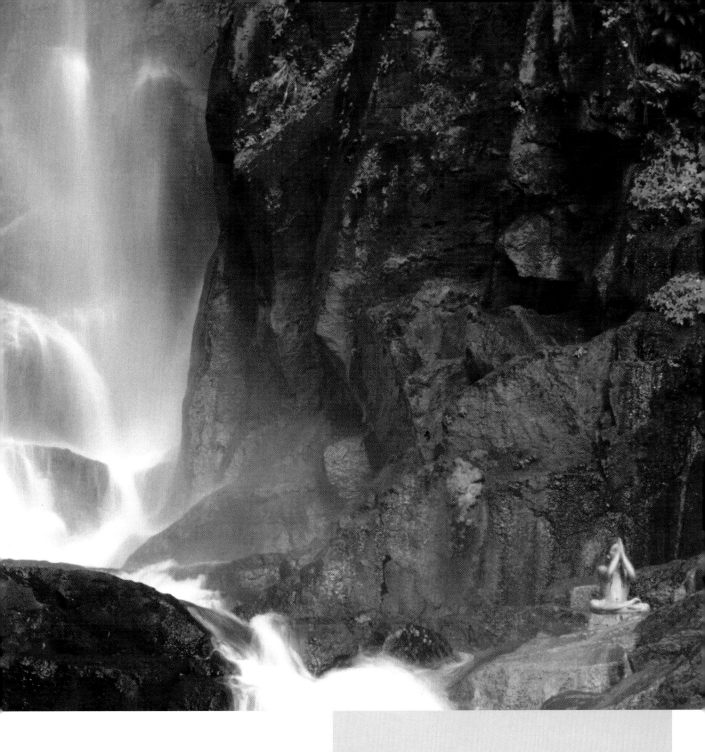

ESTE LIBRO ESTÁ
DEDICADO A

*La paz, salud y felicidad de
todos los seres vivos.*

C O N T E N I D O S

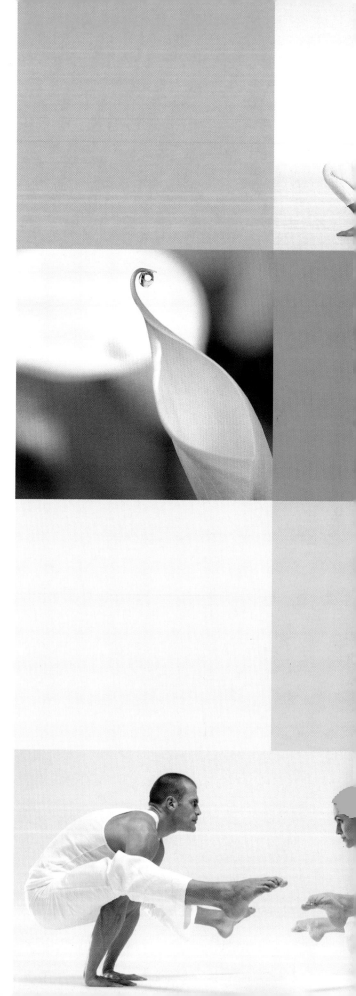

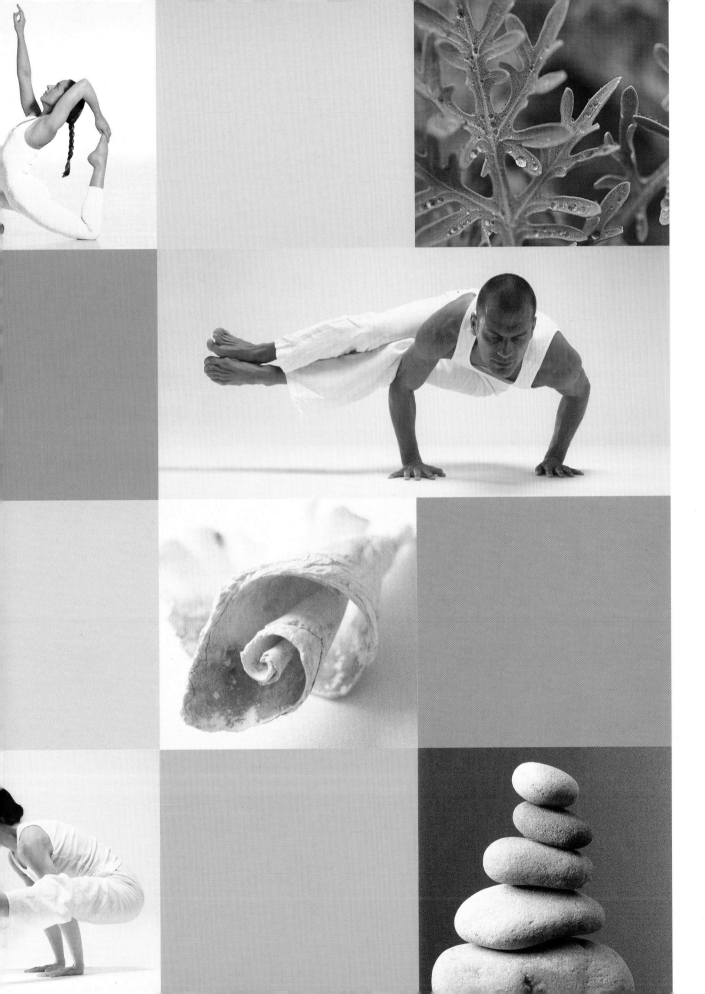

LA *palabra "Yoga" se deriva del sáns-crito y significa "unir" o "armonizar". Es decir, el Yoga es un medio de trabajar hacia un nivel en el que la actividad del cuerpo, de la mente y del espíritu funcionen juntas en armonía.*

El Yoga también se refiere a la unión entre el individuo y algo superior a él, llámese Dios, el divino o de cualquier otro modo. Sin embargo, el Yoga no re-presenta ni promueve ninguna religión en particular. Se trata de un sistema que pretende ayudar a la gente a alcanzar todo su potencial, a través de una con-ciencia elevada. Mediante técnicas mile-narias accesibles a todos los interesados, las posturas trabajan en el desarrollo de todas las facultades humanas: físicas, mentales, emocionales y espirituales.

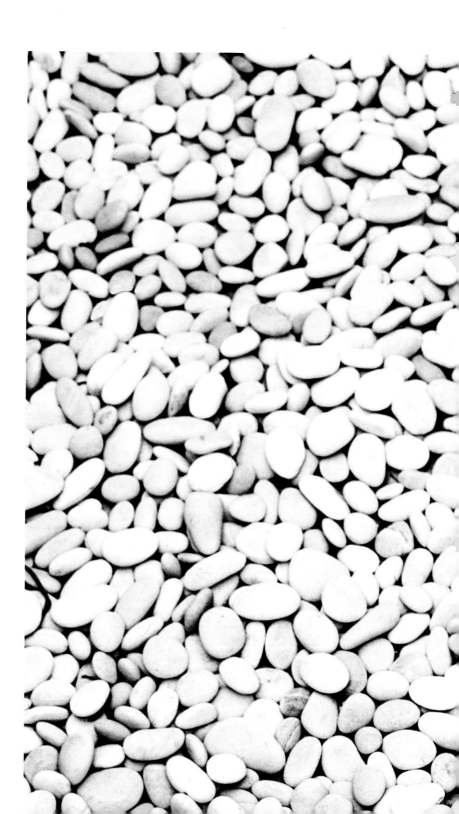

Introducción al Yoga

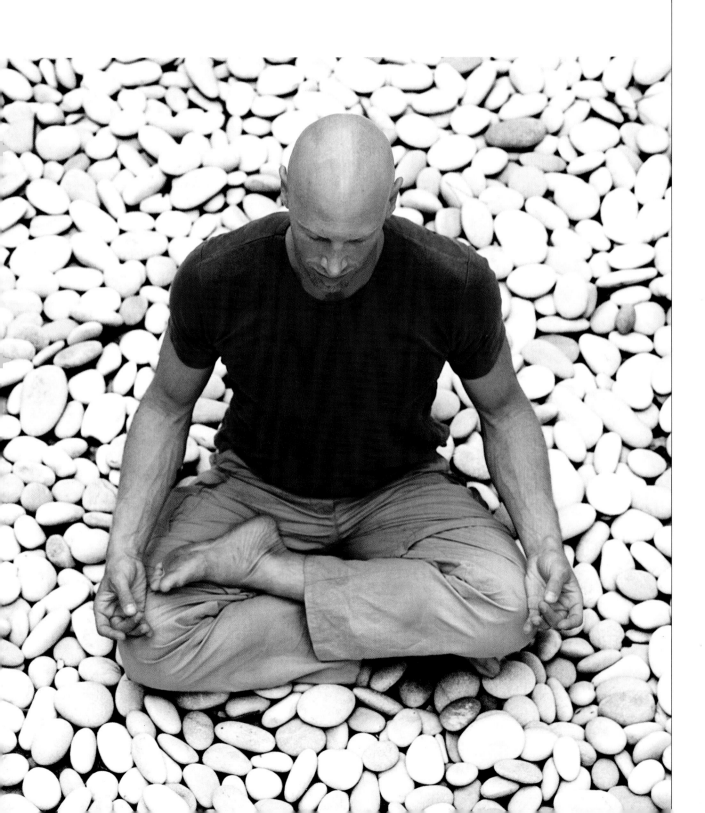

EL SISTEMA YÓGUICO

El Yoga es calificado frecuentemente como una ciencia. Es un sistema con muchas ramas, cada una con un enfoque, ética y conjunto de reglas propias (principios éticos universales y reglas de comportamiento personal). Fue sistematizado hace 3.000 años por el filósofo hindú Patañjali. Los elementos descritos en este libro aparecen, bajo la forma de 185 aforismos, en la célebre obra de Patañjali titulada *Yoga Sutras*, escrita, según se cree, entre el año 400 y el año 200 a. C. Hoy en día, se sigue considerando como la obra más importante sobre Yoga.

Parte integral de la cultura india durante miles de años, el Yoga es una disciplina psicológica, fisiológica y espiritual. Los antiguos yoguis desarrollaron el sistema yóguico porque creían que, mediante el trabajo del cuerpo y la respiración, podían alcanzar el dominio sobre la mente, las emociones y el bienestar general.

Los orígenes precisos del Yoga continúan siendo algo misteriosos, ya que su filosofía fue transmitida oralmente y recibida por los sabios a través de la meditación. La primera mención del Yoga de que se tiene noticia aparece en una colección de escritos hindúes, llamadas los *Vedas,* que datan del 1500 a. C. Sin embargo, los hallazgos en el valle del Indo de cerámicas intactas en las que se ven figuras en posturas de meditación yóguica, demuestran que el Yoga se viene practicando desde hace, al menos, 5.000 años.

El Yoga se introdujo en Occidente a través de un sabio indio llamado Swami Vivekananda, quien hizo una demostración de las posturas de Yoga en la Exposición Mundial de Chicago en 1890. Aquello generó un gran interés y preparó el terreno para el recibimiento de los muchos yoguis y swamis (profesores de religión hindú) que llegaron de la India en los años siguientes. Hoy en día, el Yoga se ha extendido alrededor del mundo. Sus posturas se han infiltrado, bajo diversas formas, en la cultura física actual: pueden

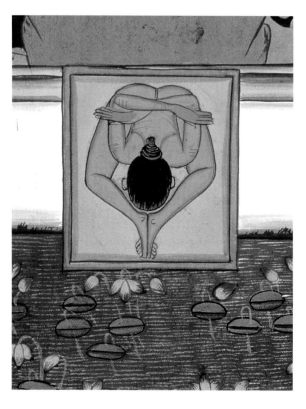

identificarse en el aerobic, en las prácticas de estiramiento y potencia, y se ven o son adaptadas en las prácticas de danza, gimnasia o calientamiento deportivo.

Cada una de las múltiples ramas que pertenecen a la ciencia del Yoga se concentra en un medio diferente para alcanzar la unión del alma individual con el alma universal, o con lo divino dentro de nosotros, la grandeza del potencial humano. La idea tras las diferentes ramas es la adaptación a todos los tipos de personas. Este libro se concentrará en la rama conocida como Hatha Yoga, con un componente del Raja Yoga (dominio de la mente), que se presentará en la introducción a la meditación.

Arriba: **Extraordinarias posturas de extremidades torcidas, como esta miniatura guache del siglo XVIII, demuestran la natural flexibilidad de los hindúes, acostumbrados a sentarse sobre el suelo con las piernas cruzadas.**

HATHA YOGA

Este sistema de Yoga funciona mediante el dominio del cuerpo. Esto se logra mediante la incorporación de experiencias a niveles sensoriales y físicos, junto a la conciencia de la respiración. Es una rama práctica del Yoga, un sistema de entrenamiento que usa posturas físicas, así como técnicas de relajación y respiración, y que constituye el más conocido en Occidente. Estas técnicas benefician el cuerpo muscular y esquelético, además del sistema nervioso, las glándulas y los órganos vitales. El objetivo es promover una salud vibrante al conectar con las reservas potenciales de energía del cuerpo.

El término "hatha" es una palabra compuesta: "ha" significa "sol" y "tha" significa "luna". Ello implica la unión o el equilibrio de la dualidad, manifestada en múltiples maneras: hombre y mujer, día y noche, luz y oscuridad, estabilidad y movilidad, caliente y frío, yin y yang; o cualquier otra pareja de elementos opuestos que, a la vez, se equilibren mutuamente.

Como aplicación, el concepto se refiere a la conducción de ambos lados del cuerpo hacia un estado de equilibrio dinámico, un balance entre la estabilidad y la movilidad. Esto puede lograrse a través del desarrollo de la fuerza y la flexibilidad al mismo nivel en ambos lados y en el interior del cuerpo, con el fin de que éste funcione más eficientemente y con más aplomo. Al mismo tiempo, el Hatha Yoga influye sobre los hemisferios izquierdo y derecho del cerebro para que actúen de manera equilibrada, de modo que el lado lógico y matemático y el lado creativo e intuitivo son estimulados para trabajar en armonía.

Algunos creen que el objetivo de este sistema es también el de preparar el cuerpo y la mente para el Raja Yoga, que actúa para

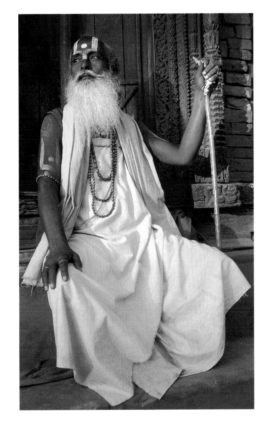

elevar la conciencia; aunque por sí mismo, el Hatha Yoga también ejerce una influencia integradora sobre la mente y el cuerpo.

Muchas de las posturas del Yoga han sido adaptadas y simplificadas al cuerpo occidental, poco acostumbrado a esta práctica. Por ejemplo, en Occidente la gente vive sentándose en sillas, mientras que en la India la gente está acostumbrada a sentarse con las piernas cruzadas o en cuclillas. En la cultura india, los niños entran en contacto con el Yoga desde muy pequeños, trabajando desde cero en su flexibilidad.

Por estas y otras razones, las posturas más complejas pueden requerir años de práctica devota, por lo que se requieren niveles de progresión en el aprendizaje del Yoga. El estrés y las presiones de la vida moderna también pueden reducir la flexibilidad e inhibir la capacidad de aprovechar y confiar en la fuerza de nuestros recursos internos.

La mayoría de las escuelas y formas del Hatha Yoga se adhieren a ciertos elementos básicos del Yoga, pero cada una de ellas tiene un enfoque ligeramente diferente en cuanto al aprendizaje y a la práctica. Cuatro de las escuelas más corrientes son las de Iyengar, Sivananda, Ashtanga y Kundalini. El Raja Yoga, por otra parte, actúa para conseguir la unión de la mente y el cuerpo a través del dominio de la mente. Está considerado como el regio camino del Yoga (el término "raja" en sánscrito significa "rey" o "supremo"), incluye disiplicinas mentales que trabajan para aquietar los incesantes

Arriba: **Los *sadhus*, los devotos filósofos espirituales de la India, practican el Yoga religiosamente para ayudarles en su viaje hacia la iluminación.**

procesos mentales y para dominar la conciencia. Más específicamente, se refiere a la habilidad para desarrollar una conciencia aguda: en primer lugar, a través de la concentración, que permite la meditación. Entonces, una vez que se logra trascender todo pensamiento, se puede llegar a un estado superconsciente que permite conectarse con el instinto y la sabiduría interior.

Existen otras ramas del Yoga además del Hatha y el Raja. Esto es el resultado de las diversas interpretaciones de los tipos de Yoga mencionados en antiguos textos hindúes como el *Upanishads* y el *Bhagavad Gita*, en los que se han enfatizado aspectos particulares y cuya interpretación es la base de la fundación de muchas escuelas. Entre ellas podemos mencionar el Jnana Yoga (la obtención del conocimiento a través del estudio de las escrituras y la meditación), el Bhakti Yoga (actúa a través del amor y la devoción ritual a una deidad, un gurú o un profeta), el Karma Yoga (acciones y servicios desinteresados), Mantra Yoga (repeticiones orales o mentales de sonidos sagrados que se cree elevan los niveles de conciencia) y el Yoga Laya o Kundalini (despierta y eleva la fuerza nerviosa psíquica que permanece en el cuerpo en estado latente, o Kundalini, localizada bajo el área del ombligo) a través de los centros de energía o chakras.

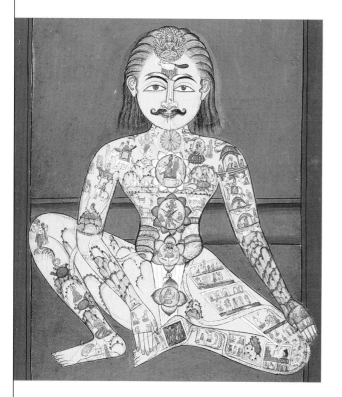

La visión yóguica de la salud

La buena salud, de acuerdo con la filosofía del Yoga, recibe la influencia de numerosos factores. Entre ellos, el ejercicio regular mediante posturas físicas, la respiración adecuada, relajación y reposo suficientes, la meditación para cultivar la concentración mental y la serenidad, el pensamiento positivo y una dieta saludable y equilibrada. El Yoga es uno de los pocos sistemas que abarca todos estos elementos.

Bienestar y felicidad

El Yoga es un sistema de mantenimiento de una salud duradera y, al mismo tiempo, el cultivo del sentido de la felicidad y la satisfacción, además de estimular el crecimiento y el desarrollo personales. Para lograrlo, nos enseña a aprovechar nuestras reservas internas de energía para generar salud y bienestar desde adentro. La verdadera felicidad no se puede comprar, es el resultado de una inversión a largo plazo en el yo. De acuerdo con la filosofía del Yoga, el estado de los nervios, las glándulas y los órganos vitales determina cuán saludable se ve y siente una persona. La práctica regular del Yoga ayuda a contrarrestar la acumulación de la tensión excesiva y el declive físico general debido al manejo negligente del cuerpo o como resultado de un envejecimiento prematuro. El Yoga, por tanto, realza la juventud del cuerpo y la claridad de la mente.

Aumento de la conciencia del cuerpo

El Yoga es un medio para familiarizarse más con el cuerpo (tanto por dentro como por fuera). Su completo sistema de ejercicios estira, fortalece, tonifica y ayuda a alinear todo el cuerpo. Las diferentes posturas del Yoga están diseñadas para, juntas, beneficiar todas las estructuras anatómicas, sistemas y órganos del cuerpo. El pro-

Izquierda: Una acuarela de un yogui tatuado muestra, además, la posición de los chakras (centros de energía), equilibrados a través de la práctica de posturas de Yoga que relajan los sistemas endocrino y nervioso, beneficiando, a su vez, al sistema inmunológico.

ceso de aprender a ayudar al cuerpo a funcionar de manera saludable puede hacernos sentir más capaces. Y al desarrollar un estado de tranquilidad y estabilidad mental y emocional, se proporcionan algunas directrices para provocar cambios en los estados físico, emocional, mental y espiritual, llevándolos al equilibrio y la salud.

Prevención y alivio del estrés

La vida puede tener un ritmo muy rápido, competitivo y estresante; aunque no deben ignorarse los efectos beneficiosos de cantidades moderadas de estrés, pues pueden motivarnos y estimularnos. Pero cuando las exigencias superan nuestros niveles habituales de desempeño, o nuestra capacidad para manejarlas (en el ámbito físico, emocional o mental), sentimos molestias y tensiones, y las defensas del cuerpo trabajan en exceso y se agotan. Ello tiene efectos secundarios, tales como frustración, tensión muscular (que puede influir en problemas lumbares), depresión, ansiedad, respiración entrecortada y problemas de concentración.

El Yoga sirve para aliviar los síntomas de estrés que afectan al cuerpo y contribuye a prevenirlos. Los ejercicios de flexibilidad son muy útiles en la prevención y alivio de la tensión muscular en primera instancia. Además, el uso de respiraciones controladas y profundas, al tiempo que se ejecutan las posturas, ayuda a contrarrestar la respiración entrecortada o las irregularidades respiratorias asociadas al estrés. Esto lleva a un estado de calma y estabilidad emocional, ya que la respiración guarda una estrecha relación con las emociones y el estado de ánimo. También, el entrenamiento para alcanzar una relajación profunda proporciona unas destrezas efectivas para manejar el estrés, a través del control del parloteo de la mente, y logrando claridad y tranquilidad mentales.

¿Quién puede beneficiarse del yoga?

El Yoga es conveniente y beneficioso para todas las edades. Dependiendo del individuo, puede adaptarse para constituir una delicada manera de ejercitarse o un programa muy riguroso. La práctica regular del Yoga puede combinarse con otras actividades, como las visitas al gimnasio, los deportes o la danza.

Enfoque de esta obra

- Presenta los elementos básicos comunes a la mayoría de las escuelas de Yoga, sin promover ninguna escuela en particular ni ninguna religión.
- Proporciona una guía, paso a paso y con una clara progresión, desde las posturas para principiantes a las versiones ligeramente más avanzadas.
- Puede adaptarse a todas las formas físicas, puesto que ofrece varias versiones para cada postura, permitiendo así diversos grados de flexibilidad y fuerza.
- Puede utilizarse como complemento a la asistencia a clases, para ayudarle a practicar de manera segura en casa, familiarizarse con los nombres y la ejecución de las posturas, así como para acelerar las tasas de progresos.
- Ofrece ideas para sesiones tipo, con el objetivo de ayudarle en los inicios de su práctica individual y como demostración de la combinación de posturas.

Términos de yoga en sánscrito

El sánscrito es un antiguo lenguaje indoeuropeo, relacionado con el latín, el griego y el persa; los primeros hindúes lo utilizaban para registrar sus escrituras, así como para los textos científicos y filosóficos.

La enseñanza original del Yoga fue oral y, dada su naturaleza esotérica, terminó adquiriendo un cierto grado de ambigüedad a la hora de su interpretación. Por esta razón, puede haber diferencias en los nombres de las posturas según las diversas escuelas de Yoga en el mundo. Sin embargo, la mayoría de estas escuelas sí que se adhieren a ciertos elementos básicos del Yoga, cada una con un enfoque ligeramente diferente en cuanto a enseñanza y práctica.

Este libro sigue el sistema común de denominación de posturas, basado en los estudios y enseñanzas de profesores de Yoga, provenientes de enfoques diversos.

CIERTOS elementos básicos comunes a la mayoría de las escuelas de Yoga constituyen los cimientos sobre los que el resto del Yoga está edificado. Se trata de los siguientes: posturas, respiración, relajación y meditación. Estos elementos constituyen parte integral de la práctica del Hatha Yoga. Por ejemplo, al ejecutar una postura de Yoga, la conciencia de la respiración ayuda a minimizar la tensión innecesaria, además de contribuir a centrar la atención en el momento presente. Así mismo, en todas las posturas es importante encontrar el equilibrio entre la relajación o sumisión a la postura, al tiempo que se mantiene la conciencia vital y se está activamente involucrado en su ejecución. Este equilibrio puede alcanzarse al convertir las posturas de relajación en parte integral de la práctica de Yoga.

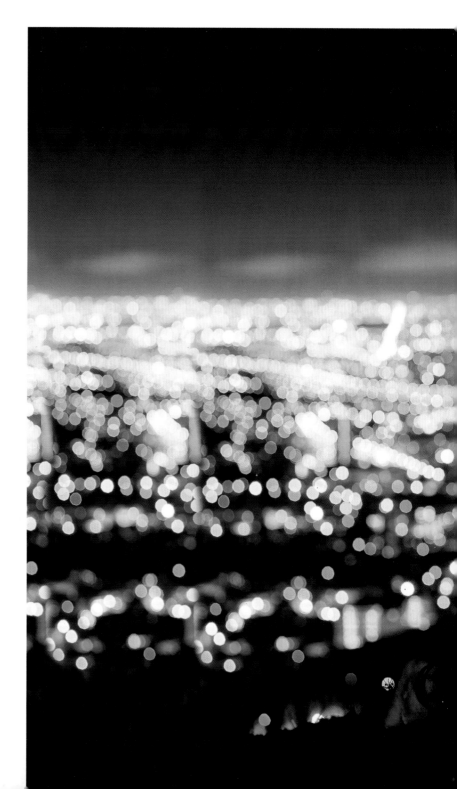

LOS ELEMENTOS BÁSICOS

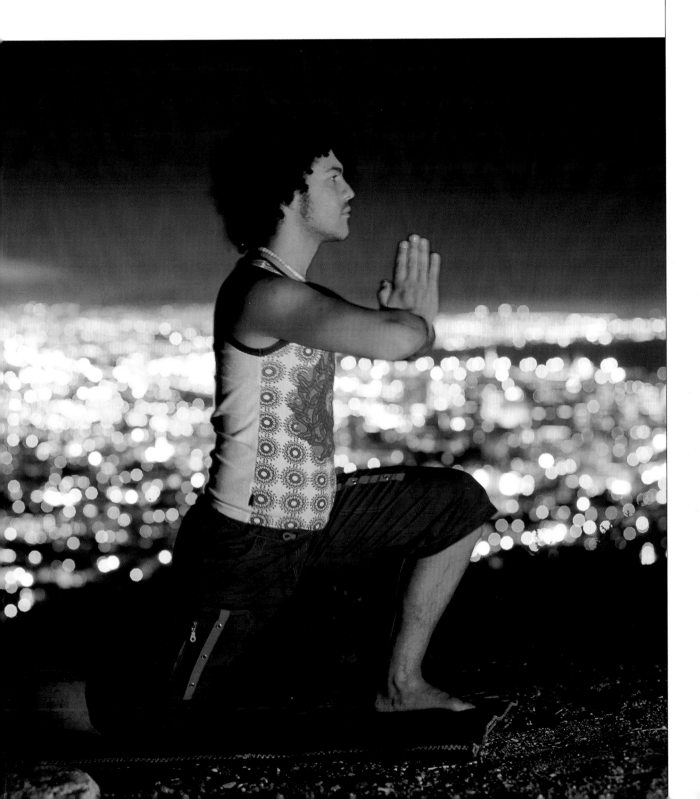

INCORPORAR al Yoga la práctica regular de la meditación resulta crucial. La meditación entrena para obtener un sentido de la conciencia, mediante la habilidad de centrar la atención de la mente en el momento presente, en los detalles y la sensación física de la postura ejecutada. Y la práctica regular del Hatha Yoga puede contribuir a su capacidad de permanecer sentado cómodamente durante mucho tiempo, tal como se requiere para la meditación.

Esto se logra a través del trabajo para mejorar la alineación del cuerpo; de lo contrario, las sesiones de meditación se verían obstaculizadas a causa del precoz agotamiento del cuerpo.

Abajo a la izquierda: **Los nombres en sánscrito de muchas asanas de Yoga provienen de la mitología, del reino animal y de diversas partes del cuerpo, de modo que resulta útil familiarizarse con estos términos. Por ejemplo, en la postura Utthita Hasta Padangusthasana,** *utthita* **significa extendido,** *hasta* **es mano,** *pada* **es pie y** *padangustha* **es pulgar o dedo del pie.**

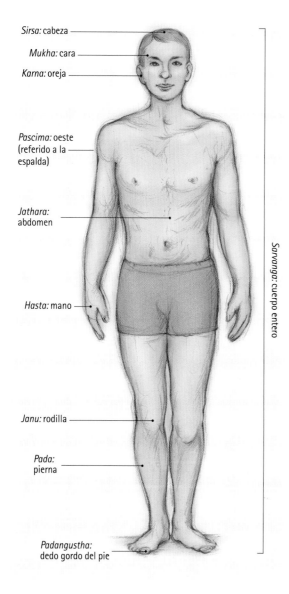

Sirsa: cabeza
Mukha: cara
Karna: oreja
Pascima: oeste (referido a la espalda)
Jathara: abdomen
Hasta: mano
Janu: rodilla
Pada: pierna
Padangustha: dedo gordo del pie

Sarvanga: cuerpo entero

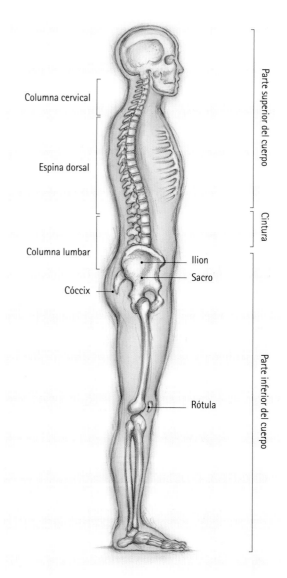

Columna cervical
Espina dorsal
Columna lumbar
Cóccix
Ilion
Sacro
Rótula

Parte superior del cuerpo
Cintura
Parte inferior del cuerpo

POSTURAS

El punto de partida para cualquier movimiento es la postura, que consiste en la manera en que el cuerpo se sostiene en el espacio. Una postura saludable es aquella en que sólo está presente la cantidad exacta de tensión que los músculos requieren para mantener el cuerpo derecho. Existe un equilibrio dinámico entre estar relajado y sentirse esencialmente vivo.

Una postura saludable incluye la simetría entre ambos lados del cuerpo y viene facilitada por la alineación adecuada del esqueleto y el equilibrio muscular. Ello incluye un alargamiento de la cintura hacia arriba, de modo que la cabeza y la parte superior del cuerpo se sientan ligeros y equilibrados, acompañados de un sentimiento de aplomo de las piernas y pies, que proporciona unos cimientos estables para el cuerpo. La respiración es regular y sencilla, y debe fluir con naturalidad.

En caso de que el practicante sufriese algún desequilibrio anatómico, como escoliosis o una pierna más larga que otra, la idea es trabajar para aumentar el sentido de equilibrio y aplomo del cuerpo tanto como sea posible.

Los beneficios de una postura equilibrada son numerosos. El cuerpo se usa con una mayor conciencia, flexibilidad y energía, y las funciones internas trabajan de manera óptima. La fuerza de la vida fluye con mayor libertad por todo el cuerpo, aumentando la sensación de vitalidad. La respiración relajada contribuye a que el flujo del movimiento sea cada vez más fácil y libre. Y puesto que la estructura del esqueleto está cimentada y su alineación se mejora, el sistema nervioso percibe esta estabilidad y permite que los músculos liberen la tensión innecesaria.

Esta postura equilibrada se fomenta a través de la práctica del Yoga. Al adoptar diversas posturas físicas (conocidas como posturas de Yoga o asanas, en sánscrito), el cuerpo se abre, tonifica y fortalece. Una postura naturalmente sana también ayuda a ejecutar las asanas de Yoga correctamente, y puede acelerar su índice de progresos, al tiempo que aumenta los beneficios obtenidos mediante la práctica regular. Así mismo, es menos probable sufrir lesiones.

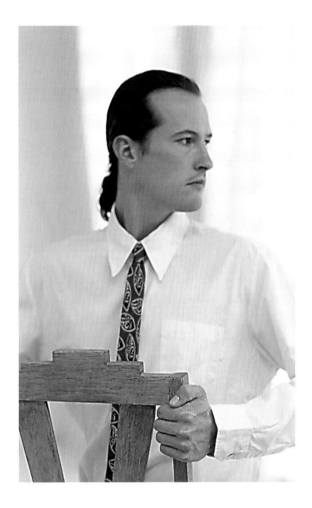

A continuación ofreceremos diversas posturas sentadas y de pie, o asanas, diseñadas para estimular una alineación saludable antes de adoptar posturas más complejas. Estas posiciones básicas pueden practicarse de manera independiente, y constituyen un entrenamiento general para adoptar una postura saludable en la vida cotidiana. Pueden ejecutarse frente a un espejo o –incluso mejor– con un compañero que sea capaz de brindarle su regeneración, para que pueda desarrollar la conciencia sobre los puntos a trabajar para mejorar la alineación y la simetría del cuerpo.

Arriba: **Con ayuda de una silla de respaldo recto, haga torsiones vertebrales mientras mantiene la columna derecha, para contrarrestar el efecto de las excesivas horas encorvado en su escritorio o escribiendo en el ordenador.**

POSICIÓN BÁSICA DE PIE

TADASANA

Postura de la montaña

Tada: montaña

Asana: postura, posición

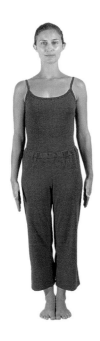

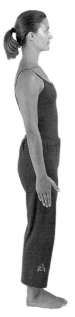

Tadasana puede incluirse en una sesión, bien como preparación para las posturas de pie o como una postura por sí misma. También puede ejecutarse como una contrapostura simétrica frente a posturas de equilibrio o asimétricas.

El Tadasana es un desarrollo de Samasthiti o postura estable, una postura equilibrada y vital que cultiva el sentido de la fortaleza y de la estabilidad. A causa de esta estabilidad –una cualidad importante en cualquier tipo de cimientos– el Tadasana resulta un punto de partida muy útil para las posturas de pie y los equilibrios.

Esta postura también es efectiva para despertar la conciencia acerca de la manera en que la mente y la imaginación influyen en la postura y el equilibrio. Notará una tendencia natural a bambolearse. Pero la idea es controlarlo suavemente a través de la concentración mental, la fuerza de voluntad y un mejor equilibrio. Una manera de contribuir a este proceso consiste en concentrarse para obtener una sutil sensación de crecer hacia arriba. Imagine que tiran de su cabeza hacia arriba con una cuerda. También resulta útil si concentra su mirada en un punto. Es más difícil (aunque supone una buena práctica) mantener el equilibrio con los ojos cerrados. Cuando se usa como postura inicial, Tadasana le enseña a mantener la firmeza en las posturas subsiguientes.

Póngase de pie y mantenga juntos las piernas, pies y talones, con los dedos gordos tocándose. Las rótulas deben llevarse hacia los muslos, pero sin cerrar la posición, para que las piernas estén bien extendidas. Apriete las piernas y alargue más aún la columna vertebral y el cuello manteniendo la barbilla paralela al suelo. Presione el abdomen, especialmente la parte baja, hacia la columna vertebral, elevando el diafragma a la altura de las costillas bajas, para aumentar la longitud de la zona lumbar y media de la espalda.

Inspire en el área del pecho, expandiendo las zonas anterior y posterior de la caja torácica. A medida que exhale, presione aún más el abdomen contra la columna vertebral. Baje los hombros, manteniendo los brazos, manos y dedos extendidos hacia abajo, a ambos lados del cuerpo. Mantenga el pecho y los hombros abiertos. Sienta el alargamiento a lo largo de la columna vertebral y la extensión descendente a lo largo de brazos y dedos.

De la misma manera que al aprender el alfabeto uno puede, con la práctica, dominar todas las ciencias, así, primero a través de la práctica constante del entrenamiento físico, se adquiere el conocimiento de la Verdad...

El sabio Gheranda

POSICIÓN SENTADA BÁSICA

Siga las mismas instrucciones de la posición de pie referentes a la zona desde la cabeza a las caderas. En las dos posturas sentadas básicas que mostramos a continuación, los brazos cuelgan libremente desde los hombros sobre los muslos o las rodillas, dependiendo de la postura de las piernas.

Opciones para la posición de las piernas:

a) Una vez en cuclillas, siéntese sobre los talones.

b) Siéntese con las piernas cruzadas sobre un cojín (la espalda debe estar recta y las caderas ligeramente por encima de las rodillas).

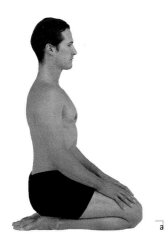

a

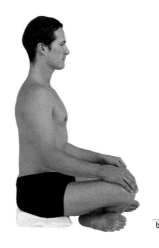

b

DANDASANA

El bastón

Danda: palo, bastón

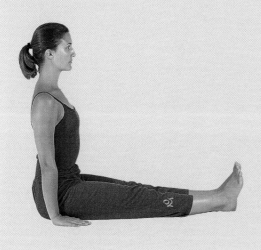

El Dandasana puede utilizarse como el punto de partida para las flexiones sentadas hacia delante, como Pascimottanasana, Janu Sirsasana y Upavista Konasana, pero también constituye una postura por cuenta propia.

Siéntese con las piernas juntas, paralelas y extendidas frente a usted. Los pies deben estar flexionados, con las puntas mirando hacia arriba y los talones extendidos hacia delante, con el fin de aumentar la extensión de la pierna. Las rótulas deben orientarse hacia la parte superior del muslo. El torso se mantiene perpendicular a las piernas y la columna se alarga. El ombligo es presionado ligeramente hacia la columna, de modo que la respiración tiene lugar en la zona del pecho y la zona superior del abdomen. La cabeza y el cuello se alinean con la columna y los ojos miran hacia delante. Los hombros relajados, el pecho abierto. Los brazos deben permanecer a ambos lados del cuerpo, con las manos descansando sobre el suelo y los dedos hacia delante, alineados con las piernas.

LA RESPIRACIÓN

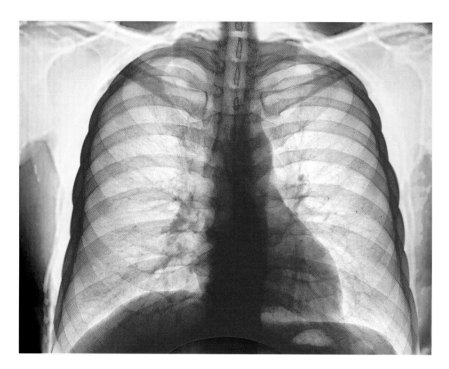

nimiento de las posturas físicas, pero también constituye un ejercicio completo por cuenta propia. El trabajo de la respiración de manera tan consciente contribuye a la fluidez de los movimientos y sirve para concentrar la atención en el momento presente y en la tarea física que implica la postura.

La práctica del Yoga se concentra de manera exclusiva en las técnicas de respiración conocidas como Pranayama: "prana" significa energía o fuerza vital, y se refiere a toda esa fuerza que anima a todas las formas de vida del universo. El

Nuestra vida no sólo depende de la respiración, esa eterna alternancia entre inhalación y exhalación. La respiración también está relacionada directamente con nuestro sentido de la vitalidad. Nuestros hábitos y patrones de respiración pueden aumentar o reducir nuestras reservas de energía.

Nuestros patrones respiratorios guardan una relación intrínseca con nuestras emociones y nuestro estado mental. Por ejemplo, no es posible sentirse ansioso cuando se respira de manera tranquila y controlada. Por otro lado, es difícil sentirse tranquilo cuando la respiración es accidentada, con prisas e irregular. Los efectos de un trastorno emocional pueden reducirse de manera consciente a través del control de la respiración. En cualquier momento, usted podrá utilizar su mente para una respiración más regular, tranquila y profunda.

El Yoga es un sistema de ejercicios en el que la respiración constituye parte fundamental de su práctica. La respiración consciente y controlada se coordina con los movimientos y el mante-

prana, absorbido a través de la respiración, impregna cada célula del cuerpo humano y es la fuerza que se esconde tras la renovación y revitalización de las células. Por tanto, la salud y la vitalidad dependen de la cantidad de prana que se infunde al cuerpo. "Yama" significa alargamiento, extensión. De modo que Pranayama se refiere al arte de alargar la respiración y, a través de ésta, al aumento de la fuerza y la energía que están dentro de nosotros.

Pranayama tiene el efecto de calmar los nervios, concentrando y calmando la mente, así como de cultivar una sensación de sere-

Arriba: **La respiración yóguica se concentra en el aumento de la capacidad pulmonar a través de la expansión de la parte superior del abdomen y de la caja torácica durante la inspiración, utilizando los músculos abdominales durante la espiración para vaciar mejor los pulmones. Sienta la diferencia acostándose boca arriba con las manos sobre la parte inferior del abdomen.**

nidad interna. Por tanto, la práctica de Pranayama contribuye a la práctica y la mejora de las posturas de Yoga y la meditación. Tenga en cuenta que, aunque la respiración más plena y eficiente aumente la cantidad de *prana* del cuerpo, no significa que la respiración profunda sea siempre lo mejor. Así mismo, hay ocasiones en las que se produce hiperventilación al respirar con demasiada rapidez. El objetivo del Pranayama y otras respiraciones es el aumento de la conciencia sobre nuestra respiración y su control.

Cómo respirar mientras se practican las posturas de Yoga:

- La respiración siempre debe realizarse por la nariz, con los labios cerrados, a menos que se especifique lo contrario. La nariz tiene pequeños vellitos que filtran, calientan y humedecen el aire antes de entrar en los pulmones.
- Cada respiración debe ser lenta, profunda y de igual duración para la inhalación y la exhalación.
- Una exhalación ligeramente más larga que la inhalación (a menos que esté contraindicado) promueve la relajación y se utiliza, de manera particular, en los ejercicios de Pranayama.
- La respiración debe coordinarse con los movimientos para hacer y deshacer las posturas, así como entre posturas.
- Mientras mantiene una postura, la respiración se usa para marcar el tiempo que se pasa en esa postura: por ejemplo, a la cuenta de seis respiraciones.
- Al hacer una secuencia de Yoga, como las Salutaciones al Sol, está permitido apresurar la respiración si se quiere aumentar el ritmo, siempre y cuando la respiración mantenga su coordinación con el movimiento de una postura a la siguiente. Para observar una correcta respiración, se requiere una postura saludable, ya que ésta permite la fluidez sin restricciones de la respiración, así como el potencial para ejercitar el diafragma al máximo. En la respiración profunda, el movimiento del diafragma arriba y abajo ejerce una fuerte acción de bombeo sobre el sistema linfático, lo que provoca un efecto desintoxicante en el cuerpo y ayuda al funcionamiento del sistema inmunológico (los nódulos linfáticos neutralizan y filtran los organismos perjudiciales que se excretan mediante los riñones).

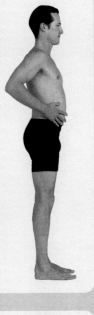

Para ejercitar el diafragma al máximo, comience respirando en la zona superior del abdomen y la caja torácica, sintiendo la expansión adelante y atrás. Este ensanchamiento de la cavidad pulmonar permite inhalar mayor cantidad de aire.

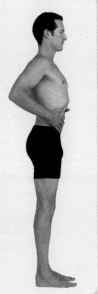

Al exhalar, relaje la caja torácica para permitir que el aliento fluya libremente hacia afuera. Hacia el final de la exhalación, active los músculos abdominales. La contracción de estos músculos hace que el diafragma se tense hacia arriba, comprimiendo los pulmones, con lo que se expelen mayores cantidades de aire.

... la conciencia adquiere una disposición favorable, serena y benevolente... al mantener el estado pensativo en el momento en el que se exhala suave y regularmente y durante la retención pasiva tras la exhalación.

Yoga Sutras de Patañjali

PRANAYAMA

El arte del control sobre la respiración

Prana: aliento, vida (energía universal); ayama: expansión, restricción o alargamiento (extensión y control de la respiración).

- Para todas las técnicas respiratorias, el objetivo debe ser ejecutar entre seis y veinte series (cada serie está conformada por una inspiración y una espiración).
- A menos que se especifique lo contrario, siéntese en una posición cómoda o acuéstese en Savasana (ver pág. 26).
- Escoja de una a tres técnicas por sesión.

Respiración parcial

Esta técnica ayuda a aumentar la capacidad pulmonar, estimulando una inspiración más llena en los pulmones. Tiene un efecto profundamente tranquilizador sobre cuerpo y mente. Utilice la respiración seccional como introducción a la respiración yóguica completa.

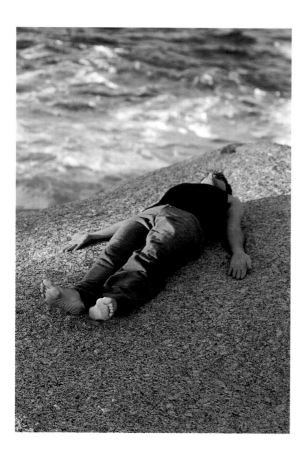

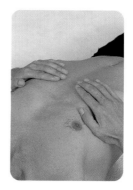

Respiración en la región inferior de los pulmones

Ponga sus dedos a cada lado del ombligo, con los codos reposando en el suelo, a ambos lados del cuerpo. Inspire tres veces en esta zona y note cómo sube y baja el abdomen bajo sus dedos.

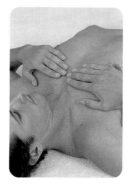

Respiración en la región media de los pulmones

Ponga sus manos a cada lado de la caja torácica. Haga tres respiraciones y sienta bajo sus manos la expansión y relajación de la caja torácica hacia los lados, según inspira y espira.

Respiración en la región superior de los pulmones

Ponga los dedos bajo las clavículas. Al inhalar, sienta cómo la parte superior del pecho se eleva ligeramente. Mantenga los hombros relajados, evite levantarlos o tensarlos.

La respiración yóguica completa

Deje los brazos a los lados del cuerpo, con las palmas hacia arriba o hacia abajo. En una sola inhalación, inspire el aire en la parte inferior del abdomen, luego en su caja torácica y, finalmente, en la parte superior del pecho. Al exhalar, relájese a medida que el aire fluye hacia fuera.

Izquierda: Los ejercicios respiratorios de Yoga pueden combinarse de manera efectiva con posturas de relajación como Savasana.

RESPIRACIÓN UJJAYI O RESPIRACIÓN VICTORIOSA

ud: en expansión

jayi: conquistadora, dominadora

Esta relajante técnica puede aplicarse a la Respiración Seccional o a la ejecución de las posturas de Yoga. Ayuda a incrementar la capacidad pulmonar (con lo que el torrente sanguíneo absorbe más oxíge-no), los niveles de energía y a obtener un estado de calma y claridad mental.

Cierre parcialmente la parte posterior de su garganta —la epiglotis, que cubre la trá-quea—, de modo que, al inhalar y exhalar por la nariz, el aire pase por un conducto aún más estrecho, reproduciendo el sonido que se hace al estar profundamente dormido.

El sonido al inhalar y exhalar puede ser similar al susurro de las letras "hhh".

SITALI Y SITKARI

Respiraciones refrescantes

Estas dos técnicas ejercen un refrescan-te efecto sobre el cuerpo, muy útil du-rante los meses más cálidos del año. Así mismo, tranquilizan el sistema nervioso. El Sitali, en particular, puede aliviar las náuseas y los síntomas del asma.

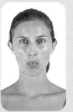

SITALI

Al inhalar, enrolle la len-gua de modo que los la-dos se doblen hacia arri-ba, formando un tubo. La lengua debe sobresalir de entre los la-bios. Eleve la barbilla a medida que ins-pira a través de la lengua, como si fuese una pajita, y sienta cómo se enfría el aire a medida que pasa por la lengua. Al ex-halar, baje ligeramente la barbilla, ponga la punta de la lengua detrás de los dien-tes frontales, cierre los labios y exhale por la nariz.

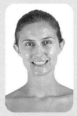

SITKARI

Separe ligeramente la mandíbula, de modo que los dientes de arriba y los de abajo estén a cor-ta distancia. La lengua descansa en el fondo de la boca y las comisuras de los labios están abiertas, como en una sonri-sa amplia.

Inhale y exhale a través de los dientes, mientras el aire pasa sobre la lengua. El aire debe sentirse fresco a medida que se mueve por la superficie de la lengua, du-rante la inhalación.

Si no es capaz de doblar la lengua, practique el Sitkari.

BRAHMARI

Respiración de la abeja o zumbante

Brahmara: abeja (la respiración zumba como una abeja)

El Brahmari ayuda a aclarar y fortalecer el sistema respiratorio, así como a mejorar la resonancia vocal. Tiene un efecto calmante en el cuerpo, eleva el espíritu y aclara y tonifica la mente.

Manteniendo los labios ligeramen-te cerrados, inspire profundamente. A continuación, zumbe a medida que exhala, alargando lo más posi-ble la espiración. Utilice los múscu-los del abdomen para ayudar a con-trolar la uniformidad del aliento al exhalar. Repita una vez más.

Si desea estimular las células pulmonares para vigorizar aún más la resonancia vocal y el cuerpo, gol-pee suavemente su pecho al tiempo que zumba durante la exhalación.

Si las espiraciones alargadas es-tán contraindicadas, mantenga la uniformidad en la inspiración y la espiración.

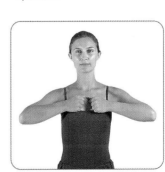

SIMHASANA
El león
Simha: león

Esta técnica proporciona un buen estiramiento a la cara y los brazos, y puede calmar el dolor de garganta y otras dolencias respiratorias.

Siéntese sobre los muslos, con la espalda derecha y las manos reposando sobre los muslos. Inspire profundamente, luego exhale con la boca bien abierta, la lengua afuera y los ojos mirando hacia arriba, hacia un punto entre las cejas, y extendiendo los dedos sobre las rodillas. Mantenga esta posición mientras inhala y exhala de dos a cinco veces, y sienta el aliento en la parte posterior de la garganta. Exhale y vuelva al punto de partida.

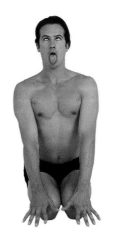

ANULOMA VILOMA (RESPIRACIÓN ALTERNA)

anuloma: con el orden natural
viloma: ir en contra

Esta técnica ayuda a equilibrar y armonizar el funcionamiento de los hemisferios izquierdo y derecho del cerebro. Ejerce un relajante efecto sobre el sistema nervioso y tranquiliza la mente. Dado que las exhalaciones son más largas que las inhalaciones, estimula la eliminación del aire estancado y de las toxinas.

Levante la mano derecha, doblando los dedos índice y medio hacia la palma, dejando extendidos pulgar, anular e índice (1). Ponga el pulgar en el lado derecho de la nariz y aplique una ligera presión justo debajo del hueso, donde empieza la parte carnosa de la nariz. Inspire a través de la fosa izquierda (2). Deshaga y exhale a través de ambas fosas.

Entonces, utilizando el anular, presione la fosa izquierda, inhalando por la derecha (3). Deshaga y exhale por ambas fosas. Repita los pasos 2 y 3.

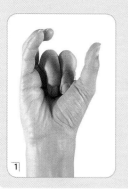
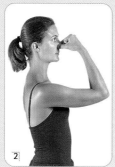
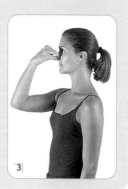

Advertencias generales y contraindicaciones del Pranayama

- Es esencial que las técnicas respiratorias se aprendan, en primer lugar, bajo la supervisión de un profesor experimentado.

- Si siente alguna molestia, o síntomas como mareos o náuseas durante la práctica de las respiraciones, acuéstese y relájese en Savasana o en la postura del niño, mientras respira unas cuantas veces hasta recuperarse. Si la molestia persiste, cese la práctica hasta que consulte sobre estos síntomas.

- Las técnicas simples de respiración pueden utilizarse al inicio de una sesión, para ayudar a que la mente y el cuerpo se tranquilicen y concentren. La práctica de Pranayama se recomienda ampliamente antes de la relajación y la meditación al final de una sesión.

POSTURAS DE RELAJACIÓN

La práctica de la relajación puede percibirse como una manera de aprovechar el potencial inherente de músculos y nervios, dado que la máxima potencia en el movimiento eficiente y efectivo tiene lugar cuando la capacidad de relajarse también está presente. Unido a la práctica de la meditación (que entrena la mente para tranquilizarla y que se concentra con firmeza), y a un programa de estiramiento y fortalecimiento como la práctica del Hatha Yoga (que tonifica el cuerpo físico), puede liberar el poder del potencial humano.

Una cierta cantidad de tensión es necesaria para mantener la rectitud del cuerpo. Pero también se necesita una cierta cantidad de relajación para que nuestros movimientos y nuestras funciones fluyan. La mayoría de la gente ha sufrido de tensión muscular acumulada como respuesta al estrés, y los músculos han sido incapaces de volver a un estado equilibrado de reposo. Como consecuencia, se requiere un esfuerzo excesivo para llevar a cabo cualquier acción, por simple que sea. Estas tensiones, con el tiempo, terminan siendo aceptadas por el cuerpo, y permanecemos en este estado día tras día de manera involuntaria. Como efectos generales de esta tensión está la reducción de los niveles de energía, menor flexibilidad, restricción del libre flujo de la respiración y reducción de la eficiencia en la actividad cotidiana. La tensión produce un aumento de la vulnerabilidad frente a lesiones, enfermedades, fatiga y trastornos del sueño. El proceso de liberar la tensión muscular excesiva suele ocurrir de manera gradual, sobre todo cuando esta tensión se ha venido acumulando a lo largo de muchos años.

El Yoga toma esto en cuenta, e incluye las posturas de relajación como una parte integral de su práctica. La relajación resultante pretende cultivar un estado de quietud que se filtre en la vida cotidiana.

Durante la práctica del Yoga, las posturas de reposo o relajación permiten que el cuerpo absorba e integre la energía liberada a través de las diversas posiciones. Se deja correr el tiempo para que la sangre circule por todo el cuerpo después de mantener determinadas posturas de Yoga que concentran la sangre en puntos específicos del cuerpo. También permite el máximo aprovechamiento de cada postura. Las posiciones de relajación pueden incorporarse antes, durante y después de la sesión de Yoga. Todas las posiciones de reposo que aparecen aquí son simétricas, ayudando a restablecer el equilibrio del cuerpo. Cada posición debe mantenerse durante tres a ocho respiraciones, e incluso más tiempo.

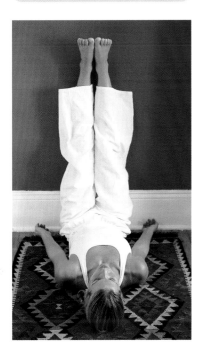

Izquierda: **Esta posición de reposo es muy beneficiosa para los órganos vitales, ya que estimula a la sangre a permanecer en las zonas lumbar y sacra, alimentando a estos órganos.**

SAVASANA

La postura del cadáver

sava: cadáver

Esta postura se recomienda de manera particular para la relajación final, tras terminar una sesión.

Acostado boca arriba con las piernas extendidas y ligeramente separadas; los pies deben inclinarse de manera natural hacia los lados, completamente relajados. Las piernas deben relajarse también. Los brazos descansan a 45 grados del torso, con las palmas de las manos mirando hacia arriba. La nuca estirada, la barbilla ligeramente orientada hacia el pecho, alargando la parte superior de la columna vertebral. Recuerde que la columna y las piernas deben estar alineadas, y que debe estar uniformemente relajado en ambos lados del cuerpo. Si se ejecuta esta postura al final de una sesión, permanezca en Savasana durante unos cinco minutos, respirando tranquilamente. Para deshacer la postura sin perturbar su estado de paz, estire su cuerpo y respire profundamente. Gire hacia un lado y póngase en posición fetal. Entonces, paulatinamente, incorpórese hasta sentarse o ponerse de pie, moviéndose con suavidad, sin movimientos bruscos o irregulares.

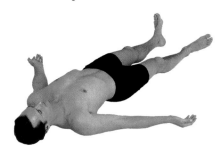

SUPTA VAJRASANA

La postura del niño

supta: acostarse o descansar; va: moverse; ra: radiante (una posición que irradia la sangre hacia la parte superior del cuerpo)

Esta postura constituye una flexión hacia delante del torso, y relaja toda la columna vertebral.

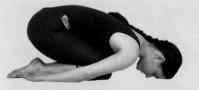

Sentado sobre los muslos, con los brazos relajados a los lados del cuerpo. Flexione el cuerpo hacia delante, poniendo la frente sobre el suelo, y deje las manos a lo largo del cuerpo, con los dedos extendidos al lado de los pies. Los hombros deben relajarse sobre las rodillas.

Una alternativa a esta posición consiste en poner un puño sobre otro y descansar la frente sobre ambos.

Esta versión se recomienda si sufre de hipertensión o de alguna dolencia cardiaca, o en caso de algún problema ocular que exija que la cabeza permanezca por encima del nivel del corazón.

En caso de embarazo, abra las piernas en esta posición, con el fin de acomodar el abdomen.

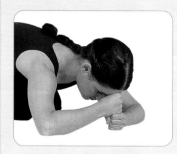

APANASANA

La posición de alivio de gases

apana: energía en calma que se mueve en el área abdominal y que controla la eliminación de los desechos del cuerpo

Esta postura proporciona un masaje a la zona lumbar, ya que la columna entra en contacto total con el suelo y contribuye a aliviar la tensión en esta zona. También supone un delicado masaje a los órganos abdominales y, por tanto, una ayuda para la digestión y para el alivio de gases.

Se emplea como una contrapostura relajante a las flexiones de espalda y las torsiones vertebrales, y constituye una postura por sí sola, pudiéndose ejecutar activa o pasivamente.

Versión estática

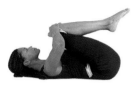

Acostado boca arriba, con el cuerpo derecho y la barbilla ligeramente metida, de modo que la nuca esté estirada. Mantenga la zona inferior de la columna hasta el cóccix, en contacto con el suelo. Doble ambas piernas y abrace las rodillas sobre el abdomen, extendiendo los codos hacia los lados.

Versión dinámica

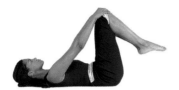

Sostenga las rodillas sobre el abdomen. Al inhalar, eleve sus rodillas y muévalas, con las manos sobre las rótulas, tan lejos de su cuerpo como le permitan las manos. Al exhalar, deje que sus rodillas vuelvan suavemente al abdomen. Repita de tres a ocho veces, y sienta el masaje ejecutado sobre la zona lumbar.

Opción

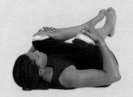

Una alternativa para las piernas, de mayor trabajo sobre la movilidad y la flexibilidad de las articulaciones de la cadera, consiste en abrir las rodillas, manteniendo los dedos de los pies en contacto. Ejecute esta versión en caso de embarazo.

Otras opciones a las posturas de reposo

Coloque una sábana doblada contra la pared y siéntese sobre ella con una cadera contra la pared. Al inclinar el cuerpo hacia atrás, utilice las manos para ayudarle a girar las caderas y las nalgas para que reposen sobre la pared, y acuéstese boca arriba mientras extiende las piernas en posición vertical a lo largo de la pared. Estire los brazos sobre el suelo, por detrás de la cabeza.

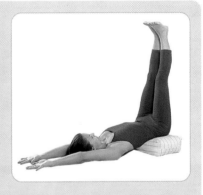

Es muy relajante para las piernas tras una sesión de Yoga, sobre todo si incluye posiciones de pie. Es muy beneficiosa para problemas de piernas, como las varices.

Para aumentar la expansión del pecho y profundizar su respiración en esta zona en una postura relajada, acuéstese sobre un cojín con los brazos extendidos en cruz. Ponga el cojín bajo la región inferior o superior de la caja torácica, lo que resulte más confortable.

Puede colocar el cojín bajo las caderas y la región lumbar, para atraer la conciencia sobre la respiración del vientre, y respirar hacia la zona de las caderas al tiempo que proporciona un estiramiento pasivo a los flexores de las caderas. Es muy útil en la preparación de las posturas, que incluyen flexiones hacia atrás.

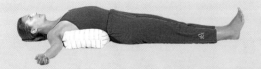

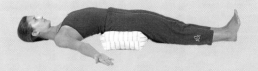

Nota: Tiéndase en Savasana durante varias respiraciones como contrapostura al ejercicio pasivo de doblar la espalda.

CALMANDO LA MENTE

Una de las premisas básicas del Yoga sostiene que un estado saludable de conciencia se logra mediante la capacidad de centrar y mantener la atención en el momento presente con claridad y tranquilidad. La meditación es un método para alcanzar este foco, a través de la aplicación de técnicas específicas. Constituye un acto de contemplación tranquila o una reflexión sobre el yo interno, la naturaleza de la mente o acerca de algo más grande que el yo, independientemente de que se perciba como Dios, la conciencia universal o cualquier otro símbolo o divinidad. Aunque suele asociarse con determinados rituales o caminos religiosos, en este libro el término "meditación" describe una antigua práctica utilizada para calmar la mente y trabajar hacia un mayor autoconocimiento y mayor autocontrol, así como un elevado estado de conciencia. Las técnicas que se proporcionan en esta obra no promueven ninguna religión.

Para obtener los máximos beneficios del Yoga, es tan importante practicar las posturas físicas como la meditación. Tradicionalmente, el Hatha Yoga ha sido percibido como preparación para la meditación, ya que las posturas, la respiración y la relajación alivian el exceso de tensión del cuerpo y tranquilizan el sistema nervioso, lo que resulta en la reducción de la inquietud al momento de sentarse a meditar. Las posturas y la respiración también centran la mente y constituyen un entrenamiento para permanecer centrados en el momento presente, la meta definida de la meditación. La práctica regular de la meditación, a su vez, ayuda al Hatha Yoga, puesto que el sistema nervioso se calma, y

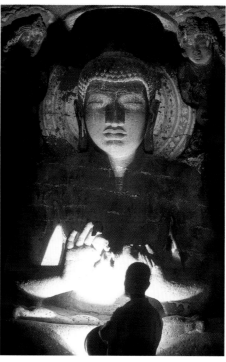

el estado de serenidad resultante ayuda a la ejecución de las posturas. Se identifican y liberan las zonas de tensión que podrían obstaculizar el Yoga, y aprendemos a ejercer un mayor control sobre el parloteo de la mente, que resulta una distracción para el Yoga y la capacidad de alcanzar una verdadera relajación.

TÉCNICAS DE MEDITACIÓN

Un estado meditativo se puede alcanzar de diversas maneras; por ejemplo, concentrándose en un objeto, una imagen o incluso en una palabra o frase. Debe ser consciente de que, al principio, la meditación no consistirá en cuánto tiempo logra mantener el estado de claridad y concentración mental. Más bien, será sobre el desarrollo de su capacidad para devolver la atención al punto seleccionado de concentración, una y otra vez. Es inevitable que su mente divague, con pensamientos y emociones que se suceden incesantemente, atrayéndolo a sus contenidos y distrayendo su atención. Tan pronto como se dé cuenta de que su mente se ha alejado, simplemente vuelva su atención al punto focal de su elección. A medida que aprenda a permitir que los pensamientos y emociones surjan y se desvanezcan, éstos tendrán, con el tiempo, menos poder para distraer su atención. Intente no sentirse frustrado cuando su mente divague; simplemente vuelva a dirigir su atención a la claridad del momento presente.

Arriba: **Los budistas son expertos en el arte de la meditación. Con la práctica regular, sí que resulta cada vez más fácil.**

Posturas sentadas

Algunos consejos útiles:

- Suele ser bueno sentarse sobre un cojín o una sábana doblada (excepto en la posición completa del Loto), para que las caderas se eleven sobre el nivel de las rodillas. Contribuirá a la rectitud de la columna.

- También puede poner el cojín sobre una superficie suave, como una alfombra, esterilla o sábana, para que sus rodillas y pies estén cómodos.

- Siéntese relajado pero con la columna apuntando hacia arriba, en la misma dirección de la nuca, orientando la barbilla ligeramente hacia el pecho.

- Asegúrese de que sostiene confortablemente esta posición, sintiendo la fuerza de la espalda recta y la suavidad de la parte delante del cuerpo.

- La respiración es profunda. En cada inspiración el abdomen, la caja torácica y la parte superior del pecho, en este orden, deben expandirse con suavidad. Al exhalar, el proceso se invierte, de modo que el abdomen es el último en espirar de manera plena, al tiempo que presiona hacia la columna para producir una exhalación completa.

- Los labios están sellados, con la punta de la lengua en el paladar para que la mandíbula se relaje.

- Si los ojos están abiertos, póselos de manera relajada en su punto de foco.

- Comience con cinco o diez minutos de meditación, que irán desarrollando su resistencia a la tranquilidad. Llegue a 20 minutos. Practique para permanecer sentado de 20 ó 30 minutos al día, o incluso 45 minutos, tres días a la semana.

Cuando los sentidos están tranquilos, cuando la mente está en reposo, cuando el intelecto no titubea... este firme control de los sentidos y la mente ha venido a definirse como Yoga.

Kathopanishad (los Upanishads)

Sukhasana

sukha: feliz, fácil, cómodo

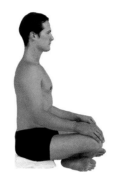
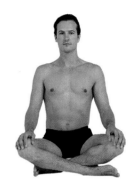

Sukhasana es una posición sentada "fácil" o "cómoda". Puede adaptarse a sus necesidades; por ejemplo, es posible sentarse sobre un cojín con las piernas cruzadas, y si sufre de las rodillas, puede sentarse con una o ambas piernas extendidas frente a usted.

Siddhasana

Siddha: sabio/profeta

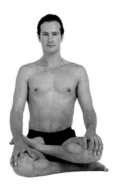

Comience en Sukhasana con las piernas cruzadas. Sostenga un tobillo o un pie, póngalo sobre la otra pierna, con el extremo exterior del pie levantado presionando la pantorrilla, muslo o la ingle opuestos. Si practica regularmente esta posición, asegúrese de alternar las piernas, para desarrollar uniformemente la flexibilidad en ambas piernas y caderas.

PADMASANA

Posición del loto

padma: loto

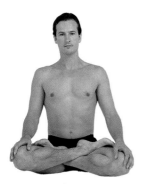

Comience en Sukhasana y cambie a Siddhasana. A continuación levante la otra pierna, presionando la ingle opuesta con el extremo externo del pie. Sostenga ambos pies y asegure la posición, buscando el equilibrio de una posición simétrica.

Opciones para la posición de las manos (mudras)

Las posiciones de las manos están diseñadas para contribuir a concentrar la energía del cuerpo, creando un circuito cerrado en la que ésta circula. Comience con las palmas de las manos sobre las rodillas, con brazos y codos reposando a los lados y los hombros relajados.

a) Las manos descansan con las palmas sobre los muslos o rodillas.

b) Las palmas apuntan hacia arriba y las puntas del índice y el pulgar se tocan, formando un círculo cerrado. Ésta se conoce como la postura de Chin Mudra.

c) Ponga la mano izquierda en la derecha, con las palmas hacia arriba y con los pulgares tocándose sobre el centro de la palma.

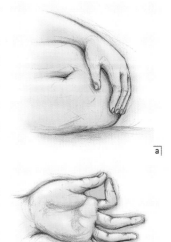

a]

b]

c]

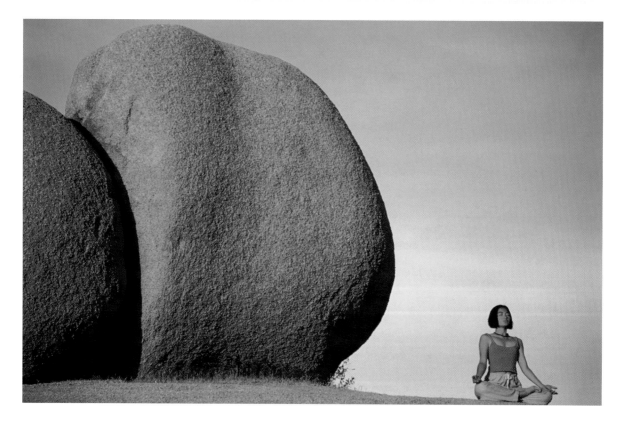

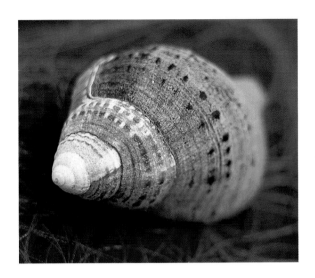

Técnicas de meditación

Presentamos dos técnicas de meditación, con el objetivo de ayudar a que la mente se concentre en el momento presente. Si ha aprendido alguna otra técnica en clases de Yoga o en un centro de meditación, utilice la que considere más efectiva.

Concentración en la respiración

Concentre su atención mediante la simple observación del flujo natural de la respiración, sin cambiarla. También puede centrar su atención en cada exhalación, permitiendo que las tensiones y emociones se relajen con cada espiración. Haga énfasis en la pausa entre el final de la exhalación y el inicio de la inhalación. Los ojos pueden permanecer abiertos o cerrados. Si están abiertos, póselos en el suelo, a unos pocos metros de su cuerpo, de modo que miren ligeramente hacia abajo, concentrados en un punto no muy alejado del cuerpo.

Arriba a la izquierda: Al utilizar un objeto para la meditación, la idea no es analizarlo en detalle, sino más bien como un punto neutro de atención al que sus ojos pueden volver, cada vez que caiga en cuenta de que su atención se ha desviado.

Izquierda: Estar en un ambiente serenamente bonito resulta muy inspirador para la meditación, especialmente para los principiantes.

Concentración en un objeto

Coloque una vela encendida en el suelo, a unos cuantos metros de usted o a la altura de su mirada. Concentre su atención en la vela, su objetivo consiste en centrarse en la llama. Cada vez que su mente divague, vuelva tranquilamente a la llama. También puede cerrar los ojos y concentrarse en la imagen de la llama que permanece en su mente hasta que se desvanezca, para entonces abrir los ojos y mirarla de nuevo.

Esta técnica permite la práctica de la meditación en pareja o en familia, ya que los miembros pueden sentarse en un círculo y concentrarse en la misma llama.

También puede sustituir la vela por un objeto bonito, como una flor o una piedra. El objeto debe ser de forma o diseño muy sencillos, para que la mente no se distraiga por su intrincada decoración. De nuevo, su objetivo principal consiste en concentrar la atención cuando se distraiga.

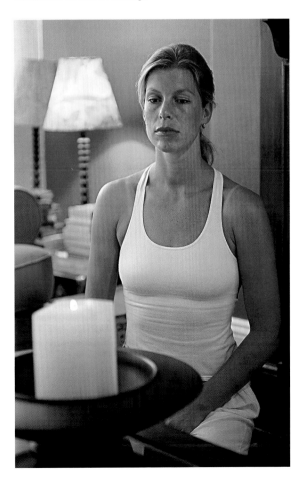

LA *práctica de Yoga en casa debe ser un complemento de su aprendizaje con un profesor. La orientación y supervisión que ofrece un maestro experimentado en las clases de Yoga resultan un agregado esencial al aprendizaje de Yoga con este libro.*

Cuando practique por su cuenta, es importante que trabaje con sus límites físicos (y realistas), y que sea delicado consigo mismo. Si, con frecuencia, se siente agotado o exhausto tras practicar Yoga, es posible que se esté exigiendo demasiado. Sea consciente de su actitud consigo mismo y el modo en que enfoca esta práctica.

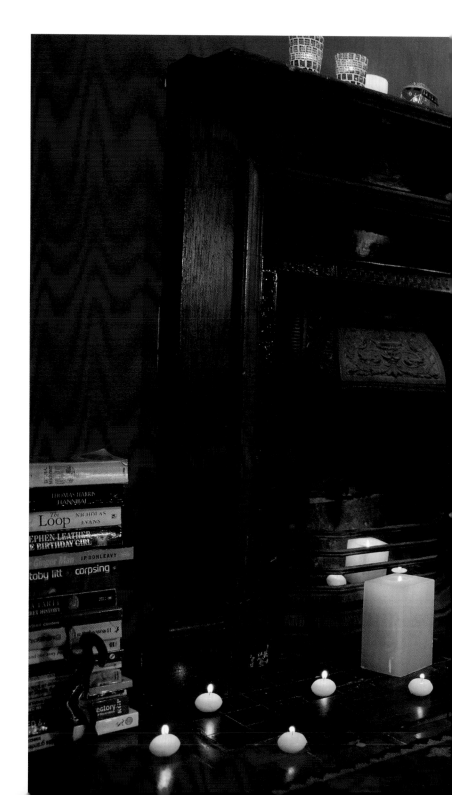

El Yoga en Casa

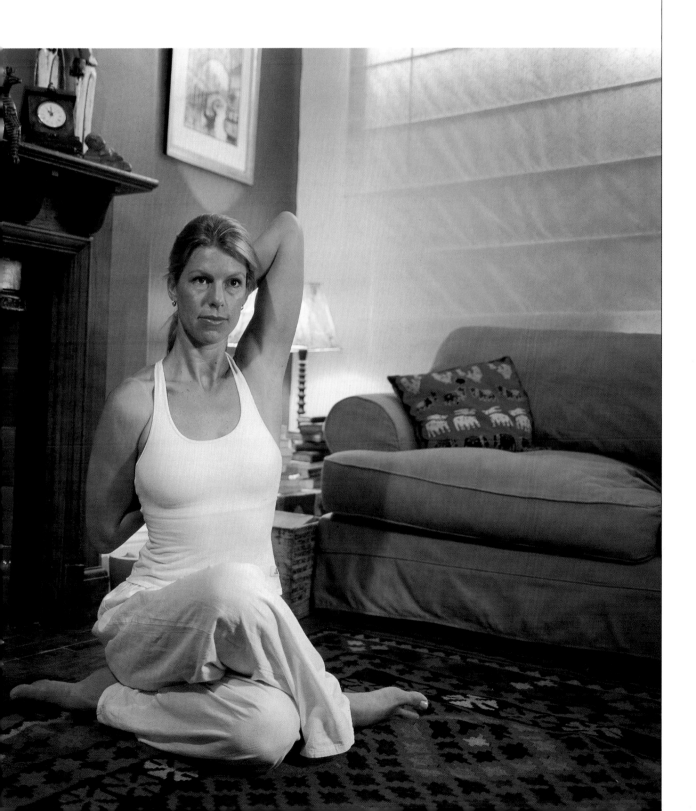

Preparación para la práctica casera del yoga

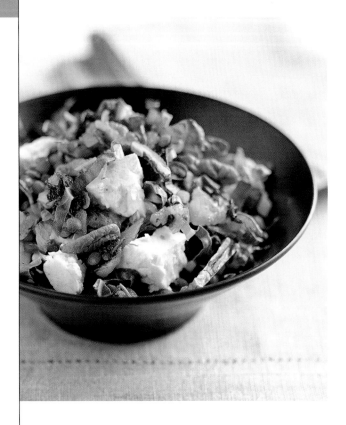

Un sitio para practicar

El Yoga puede practicarse dentro o fuera de casa, pero deben tomarse en cuenta ciertos factores. Escoja un espacio luminoso y abierto, lo suficientemente amplio para permitir la extensión de sus extremidades de pie y acostado; mueva los muebles si es necesario. Este espacio debe estar lo más limpio y tranquilo posible, y el suelo debe ser firme y liso.

Si se trata de un espacio interior, la temperatura debe ser moderada. Si es al aire libre, tenga en cuenta el sol o las condiciones extremas del tiempo.

Cuándo practicar

La consistencia estimula la disciplina y otorga las mayores recompensas, de modo que reserve un horario regular. Experimente antes de decidir qué momento del día prefiere. La práctica matutina establece el tono del día que se avecina, prepara su mente y su cuerpo y relaja los músculos agarrotados. La práctica nocturna facilita la relajación y liberación del estrés y la tensión del día.

Preparación personal

• Escoja ropa cómoda y suelta, o vestuario elástico de ir al gimnasio, para permitirle libertad de movimientos.
  Evite ropa que restrinja la respiración o la circulación de la sangre.
• Mantenga los pies descalzos a menos que haga mucho frío; puede llevar calcetines hasta que se caliente.
• Si es posible, quítese las prendas de adorno o joyas.

Arriba a la izquierda: Antes de empezar a ejecutar las posturas de Yoga, deje pasar entre tres y cuatro horas tras una comida pesada, y de una a dos horas después de una comida ligera o merienda. No deben beberse líquidos antes de una sesión.

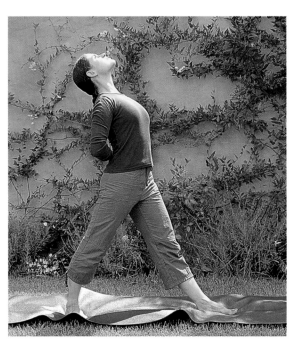

Duración de la práctica

En general, una sesión puede durar entre 15 minutos y dos horas. Deje suficiente tiempo para las posturas, la relajación, la práctica de la respiración y la meditación; nunca apresure su práctica. Una hora o una hora y media constituye el período ideal de tiempo. Si su tiempo es limitado, elija menos posturas y, si es posible, asigne un tiempo por separado para meditar, como a primera hora de la mañana o antes de acostarse. Las ideas para sesiones de diferente duración están en el Capítulo 6.

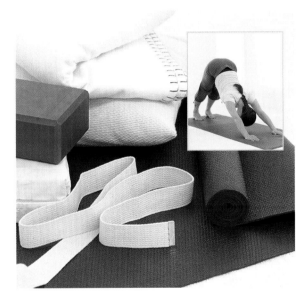

Equipo

Practique sobre una superficie antideslizante, para sostener firmemente cada postura. Utilice una esterilla de Yoga o una esterilla de camping. También puede utilizar una sábana doblada o una toalla, especialmente cuando practique al aire libre. La siguiente lista de materiales es opcional, pero puede resultar útil.

- Un cojín
- Un cinturón o tira de tela (de unos 2 m de longitud)
- Un bloque
- Una sábana
- Una silla
- Un espejo de cuerpo entero (útil para ayudarle a revisar su alineación)

Precauciones generales

- Lea todas las instrucciones cuidadosamente.
- Nunca fuerce las posturas al punto de causarle dolor. Si se exige demasiado, puede provocar una torcedura o lesión en los músculos o ligamentos. Es importante discernir entre el estiramiento constructivo y el dolor resultante de llevar su cuerpo demasiado lejos.
- Intente ser lo más consciente posible de su respiración y de las sensaciones de su cuerpo mientras ejecuta las posturas: le enseñará a permanecer concentrado y consciente durante toda la sesión de Yoga.
- Nunca intente la versión más difícil de una postura hasta que sea capaz de ejecutar con comodidad la versión más sencilla, y mantenerla por, al menos, seis respiraciones profundas.
- Si padece una enfermedad crónica, como asma, diabetes, o una dolencia cardiaca, mantenga la medicación indicada durante la práctica.

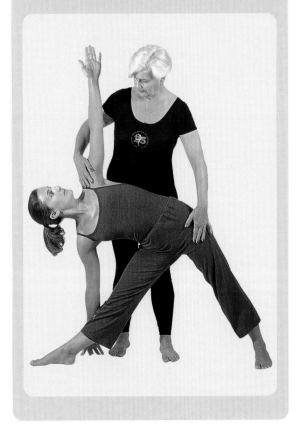

Diseño de una sesión de yoga

Es importante aprender a respetar y escuchar a la inteligencia innata de nuestro cuerpo. Una sugerencia útil consiste en prestar atención a cómo se siente cada día y adaptar su sesión de Yoga en consecuencia.

Una sesión tipo de 30 minutos		
Postura de descanso	*Apanasana*	*p. 27*
Neutral	*Elevación de piernas*	*p. 50*
Flexiones de espalda (dinámicas)	*Bidalasana*	*p. 55*
Neutral	*Chaturangsana*	*p. 81*
Flexiones de espalda	*Adho Mukha Svanasana*	*p. 56*
Flexión hacia delante	*Supta Vajrasana*	*p. 26*
Flexión hacia delante	*Pascimottanasana*	*p. 51*
Flexión hacia delante (equilibrio)	*Paripurna Navasana*	*p. 52*
Neutral	*Savasana*	*p. 26*
Flexión de espalda	*Bhujangasana*	*p. 58*
Flexión hacia delante	*Supta Vajrasana*	*p. 26*
Brahmari en Savasana		
Meditación		

Grupos de posturas y cuadro de posturas

Todas las posturas de este libro se han clasificado en uno de estos seis grupos: flexiones sentadas hacia delante, flexiones sentadas hacia atrás, posturas de pie, posturas de equilibrio (de pie y sobre las manos), posturas invertidas y posturas de reposo.

En el Cuadro Resumen de las Posturas de la página 39, estos grupos se han dividido en subcategorías, de acuerdo a la orientación de cada postura:

- Neutral: la columna está orientada vertical u horizontalmente en el espacio. También ocurre cuando la parte inferior y la superior del cuerpo forman una línea recta.
- Flexión hacia delante
- Flexión hacia atrás
- Flexión lateral
- Torsión

Estas categorías sirven para ayudarle a elegir las posturas complementarias para cada sesión. Por ejemplo, el trabajo con las flexiones sentadas hacia delante va muy bien con las flexiones de pie hacia delante, mientras que el trabajo con las flexiones hacia atrás constituye una buena preparación para los equilibrios que incorporen flexiones hacia atrás, como el Natarajasana o Postura del Bailarín. Las prácticas de respiración y meditación no se incluyen en este cuadro.

Para una fácil consulta, en el cuadro se presenta una sola versión de cada postura, mientras que las instrucciones detalladas se ofrecen en los Capítulos 4 y 5. Una vez que haya seleccionado las posturas, regrese a las páginas correspondientes a la secuencia fotográfica y las instrucciones, con el fin de practicar la versión más adecuada a sus niveles de flexibilidad y fortaleza.

Calentamiento con posturas simplificadas

Asegúrese de calentar en primer lugar las regiones relevantes de su cuerpo, a modo de preparación para una segura ejecución de las posturas que ha seleccionado.

Las sugerencias de calentamiento se proporcionan en la misma página de las posturas detalladas. No se sienta desmotivado si, como principiante, se da cuenta de que sólo puede ejecutar los ejercicios de calentamiento. Si éste fuese el caso, trabaje al nivel al que se sienta confortable y utilice estas explicaciones como un indicador para progresar a versiones más avanzadas con el tiempo.

Pasando de lo sencillo a lo desafiante

Esto puede suponer la inclusión de posturas de diferentes grupos, o la concentración en un grupo de posturas en particular. Para una sesión corta y sencilla, seleccione entre dos y seis posturas. Es recomendable trabajar lentamente desde la versión neutra de una postura, avanzando paulatinamente hacia su versión completa.

Es bueno realizar flexiones hacia atrás al comienzo de una sesión, antes de pasar a otras posturas de grupo. Las posturas empleadas al principio de la sesión ayudan a realizar las que vendrán durante toda la sesión.

Posturas y contraposturas

Cada postura necesita equilibrarse con una postura contraria que, o bien dobla el cuerpo en la dirección opuesta, o devuelve el cuerpo a una posición simétrica. De esta manera, el cuerpo aprovecha al máximo las posiciones. Si siente alguna molestia tras ejecutar una postura, puede remediarlo con una contrapostura (abajo), sea activa o de reposo. Tras una postura complicada o una serie de posturas, siempre debe recuperarse con una posición de reposo.

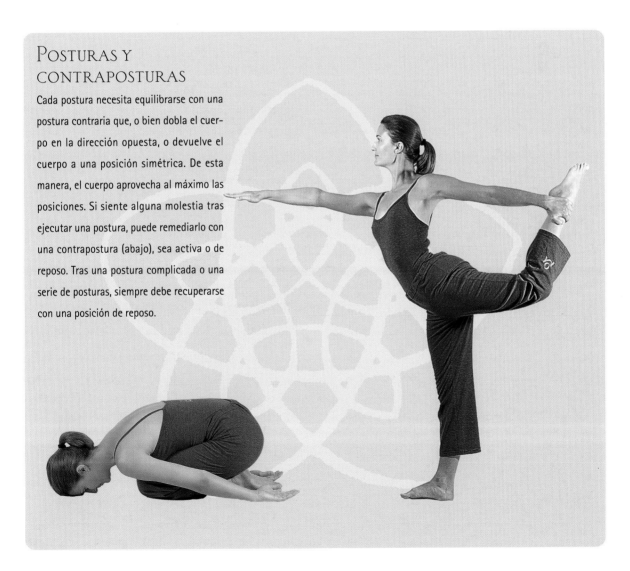

Contraposturas

- Las contraposturas resultan más fáciles que la postura precedente y pueden tomar la forma de reposo.

- Mantenga la contrapostura durante, al menos, un tercio del tiempo en que mantuvo la postura anterior o la postura pasiva final de una secuencia.

- Las posturas deben alternarse con contraposturas a lo largo de roda la sesión. Puede ejecutar dos o tres posturas del mismo grupo antes de ejecutar una contrapostura. Por ejemplo, flexiones hacia atrás, calentamiento con la versión dinámica de Bhujangasana (cobra), paso a la versión estática, seguida de una flexión hacia delante. O practicar Setu Bandha Sarvangasana (pequeño puente), seguido de Sarvangasana y Halasana (el arado), antes de ejecutar Matsyasana (el pez) como contrapostura

- Las flexiones hacia atrás continúan con una hacia delante.

- Las torsiones de la columna y las flexiones laterales deben venir precedidas y continuadas de una postura simétrica en una flexión hacia delante, nunca una flexión hacia atrás.

- Después de ejecutar una torsión o una flexión lateral sobre un lado del cuerpo, vuelva a la posición simétrica antes de trabajar el otro lado. Ello devuelve la columna a su alineación correcta y constituye el punto de partida para la flexión en dirección contraria.

- Las posturas invertidas deben seguirse con una postura de reposo como Supta Vajrasana (la postura del niño) o Savasana (la postura del cadáver). Esto permite que la sangre fluya de regreso a la normalidad. No se levante demasiado rápido después de una postura invertida, ya que podría experimentar mareos.

Nota

La respiración resulta particularmente recomendable antes de la práctica de la relajación y meditación, aunque puede incluirse en cualquier punto de la sesión.

Posturas de equilibrio

Elija un equilibrio que trabaje la región del cuerpo que se ha calentado. Por ejemplo, si ha incluido Baddha Konasana (la mariposa) en su sesión, encontrará que Vrkasana (el árbol) resulta más fácil de ejecutar. O, si se concentra en las flexiones hacia delante, podría balancearse en Paripurna Navasana o Utthita Hasta Padangusthasana. Incluya los equilibrios hacia el final de la sesión, cuando su mente y su cuerpo estén mejor preparados.

Posturas de reposo

Estas posturas deben incluirse al menos tres o cuatro veces durante una sesión, para permitir la relajación del cuerpo entre posturas. También puede comenzar la sesión con una postura de reposo, para preparar la mente y el cuerpo y permitirle enfrentar la sesión de manera relajada. Cada sesión debe concluir con una postura de reposo, como Savasana (el cadáver). Permanezca en esta posición entre cinco y diez minutos.

Meditación

Cuando sea posible, la meditación se recomienda al final de cada sesión. De lo contrario, debe practicarse en otro momento del día. Una buena y sencilla meditación para principiantes consiste en concentrarse en la respiración como foco de atención. Tan pronto como su mente empiece a divagar, vuelva a concentrarse en la respiración tranquilamente.

Primero, sea un observador, y con el ojo de su mente observe el paso del aire al entrar y salir de la nariz. Sienta cómo entra y sale por sus fosas nasales. Una vez que experimente una sensación de quietud, siga el curso de la respiración dentro y fuera de sus pulmones. Relájese con este ritmo modulado y experimente una sensación de paz que llene su cuerpo.

Me inclino ante el más noble de los sabios, Patañjali, quien llevó la serenidad de la mente con su trabajo de Yoga, claridad de discurso con su trabajo en gramática y pureza del cuerpo con su trabajo en medicina.

Oración de Yoga

SENTADO o ACOSTADO

Neutro

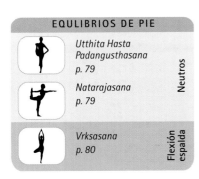

- Dandasana p. 19
- Vajrasana p. 46
- Supta Vajrasana p. 46
- Gomukhasana p. 47

Flexiones hacia delante

- Baddha Konasana p. 48
- Supta Baddha Konasana p. 49
- Upavista Konasana p. 49
- Janu Sirshasana p. 50
- Pascimottanasana p. 51
- Paripurna Navasana p. 52

Flexiones de espalda

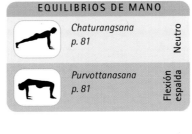

- Bidalasana p. 55
- El Perro p. 56
- Chandrasana p. 57
- Bhujangasana p. 58
- Matsyasana p. 59
- Setu Bandha Sarvangasana p. 60
- Purvottanasana p. 81

Flexiones laterales

- Jathara Parivartanasana p. 63
- Ardha Matsyendrasana p. 65

DE PIE

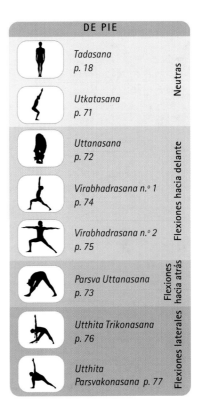

Neutras

- Tadasana p. 18
- Utkatasana p. 71

Flexiones hacia delante

- Uttanasana p. 72
- Virabhadrasana n.º 1 p. 74
- Virabhadrasana n.º 2 p. 75

Flexiones hacia atrás

- Parsva Uttanasana p. 73

Flexiones laterales

- Utthita Trikonasana p. 76
- Utthita Parsvakonasana p. 77

EQUILIBRIOS DE PIE

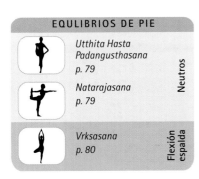

Neutros

- Utthita Hasta Padangusthasana p. 79
- Natarajasana p. 79

Flexión espalda

- Vrksasana p. 80

EQUILIBRIOS DE MANO

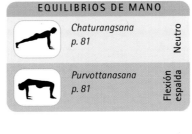

Neutro

- Chaturangsana p. 81

Flexión espalda

- Purvottanasana p. 81

EQUILIBRIOS INVERTIDOS

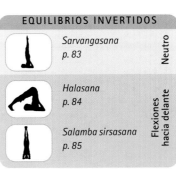

Neutro

- Sarvangasana p. 83

Flexiones hacia delante

- Halasana p. 84
- Salamba sirsasana p. 85

POSTURAS DE REPOSO

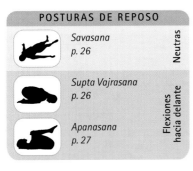

Neutras

- Savasana p. 26

Flexiones hacia delante

- Supta Vajrasana p. 26
- Apanasana p. 27

CONTRAPOSTURAS

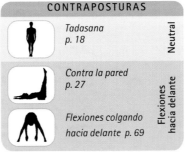

Neutral

- Tadasana p. 18

Flexiones hacia delante

- Contra la pared p. 27
- Flexiones colgando hacia delante p. 69

LA *palabra "asana" aparece al final de cada nombre en sánscrito de las posturas de Yoga, y se refiere a la postura asumida por el cuerpo físico de manera confortable y firme.*

Físicamente, las asanas tonifican y fortalecen, al tiempo que cultivan la seguridad y la flexibilidad. Trabajan para liberar el cuerpo de tensiones acumuladas en nuestra vida cotidiana y fortalecen el funcionamiento de los diversos sistemas del organismo. Por tanto, experimentamos una sensación de vitalidad que los practicantes del Yoga asocian con el acceso a la verdadera naturaleza del alma, el potencial inherente a todos los seres humanos. En los niveles emocional y mental, se cultiva un estado de calma y claridad. En el ámbito espiritual, las asanas trabajan para liberar los bloqueos de comunicación en el cuerpo sutil o energético, a través de los centros sutiles de energía (chakras), asociados a los sistemas endocrino y nervioso, pues ambos influyen sobre el sistema inmunológico. Estos sistemas son llevados a un estado de equilibrio.

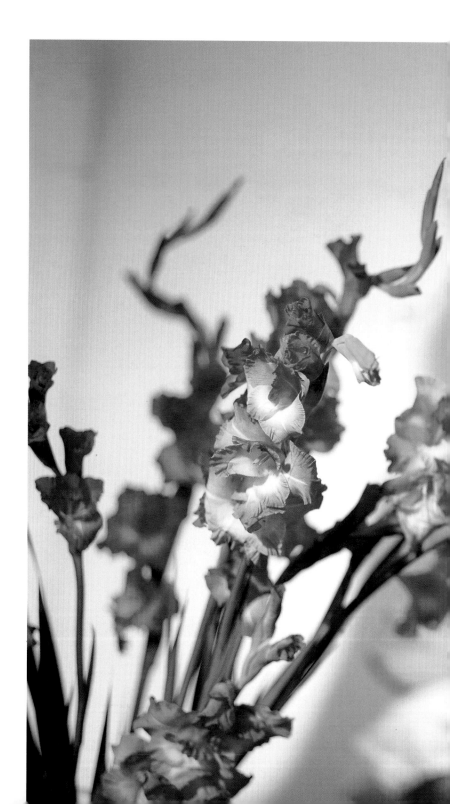

POSTURAS SENTADAS

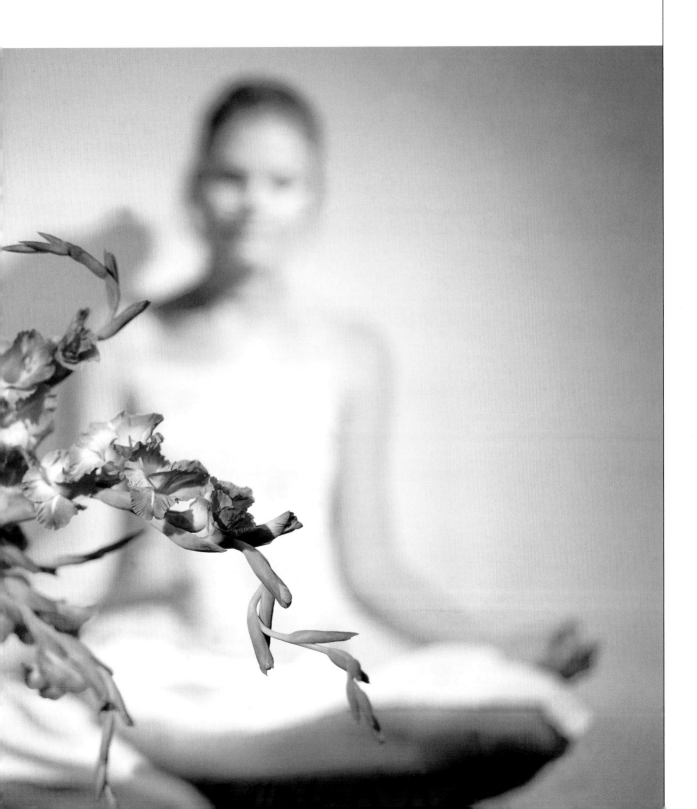

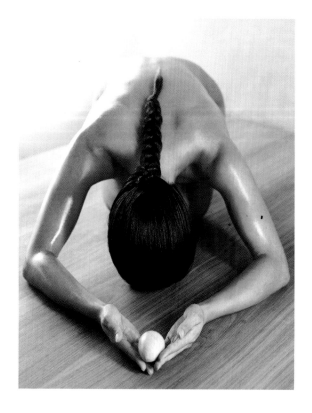

POR DÓNDE EMPEZAR

La manera en la que asume las posturas resulta muy importante. Sea delicado y cuidadoso consigo mismo y con el enfoque que da a su práctica. Asumir las posturas con seriedad y el ceño fruncido, o con un esfuerzo lleno de tensión, puede reducir la efectividad del Yoga e, incluso, producir lesiones. Tenga en cuenta que tan sólo un amago de sonrisa alivia la tensión facial, y puede tener un efecto relajante sobre los niveles de estrés del cuerpo. Es importante disfrutar la práctica; ello a su vez producirá un aumento en los niveles de flexibilidad, fuerza y rango de movimiento, y obtendrá un mayor sentido de la conciencia sobre su cuerpo y su mente.

Este capítulo incluye las variaciones y simplificaciones occidentales de las posturas, enseñadas y reconocidas ampliamente en las clases de Yoga. Son una introducción para el principiante, que puede no tener la flexibilidad, fuerza o concentración mental necesarias para ejecutar una postura en su forma clásica. Las

posturas se dividen en los siguientes grupos: sentadas (incluyendo las flexiones hacia delante y hacia atrás, y las torsiones vertebrales), posturas de pie, equilibrios (de pie y sobre las manos), posturas invertidas y posturas de reposo.

Notas generales sobre la ejecución de las posturas

- Lea las instrucciones cuidadosamente, y comience siempre con la versión más simple de cada versión, ejecutando gradualmente cada instrucción.
- Ejecute sólo las versiones que pueda mantener sin esfuerzo durante el período sugerido de tiempo. Notará que mejora con el tiempo y la práctica regular, y que podrá progresar hacia niveles más avanzados.
- No necesita alcanzar los niveles más avanzados de cada postura para obtener sus beneficios. Si permanece fiel a su verdadero nivel y mantiene su práctica de la misma manera, estará obteniendo los máximos beneficios.
- No se sienta desanimado o inferior si restricciones físicas, como tirantez de los músculos, limitaciones en la movilidad de las articulaciones o viejas lesiones, le impiden alcanzar las versiones más avanzadas de algunas posturas. Usted está alcanzado los mayores beneficios a su nivel de capacidad.
- Enfoque las posturas consciente y cuidadosamente, asegurándose de que no fuerza su cuerpo para alcanzar cualquier postura.

Arriba: **En esta imagen, las líneas de simetría perfecta reflejan el aplomo físico y mental que el Yoga pretende alcanzar.**

Página opuesta: **Aunque algunas posturas de equilibrio parecen requerir mucha fuerza, lo cierto es que están más fundadas en el logro de un perfecto estado de equilibrio entre los lados opuestos del cuerpo.**

Dinámica en versión estática de las posturas

La **ejecución dinámica** de las posturas se refiere a la entrada y salida de una postura, repetidamente y con cuidado, coordinando la respiración con el movimiento. Las posturas dinámicas concentran la mente, al tiempo que estimulan una respiración más profunda. Además, el cuerpo se acostumbra a los movimientos requeridos para hacer y deshacer las posturas, y se calientan las regiones involucradas en las posturas subsiguientes. De modo que cuando se recomiendan las versiones dinámicas, puede utilizarse a modo de preparación para posturas estáticas.

La **ejecución estática** de las posturas se refiere al mantenimiento de una postura durante un período determinado de tiempo, que en este libro se cuenta por respiraciones. En Yoga, "estático" no significa inactivo o pasivo, se refiere a un estado sostenido que está vitalmente vivo, a través de la respiración y la extensión o flexión del cuerpo. Intente encontrar un estado de equilibrio entre la relajación dentro de una postura y la extensión de la misma. Esto previene la acumulación del exceso de tensión. La respiración consciente también ayuda a mantener vivas las posturas.

Al mantener una postura estática, resulta útil buscar las áreas del cuerpo que puedan estar tensas, mientras que otras áreas podrían no trabajar lo suficiente para sostener la postura. Por ejemplo, quizá sus músculos faciales y su mandíbula estén tensos, o un lado del cuerpo está trabajando más duro que el otro. Intente balancear las inconsistencias que pueda encontrar, de manera delicada y cuidadosa. Añadir una sonrisa puede obrar maravillas para suavizar una actitud tensa.

CALENTAMIENTO

Para cada postura presentada en este libro, le brindamos sugerencias para calentar el cuerpo y preparar la mente. El calentamiento debe incluirse como parte importante de la práctica, por un buen número de razones:

- Ayuda a preparar el cuerpo para ejecutar las posturas con mayor facilidad, lo que a su vez ayuda a evitar lesiones. También contribuye a desarrollar la conciencia del propio cuerpo, que puede aplicarse a toda la práctica de Yoga (y en la vida).
- Mejora la circulación sanguínea, muy útil para sentir las alineaciones del cuerpo y lograr una extensión mejor de las posturas.
- Ayuda a concentrarse en una respiración más llena y uniforme. Esto aumenta la ingesta de oxígeno, elevando todos los niveles de energía y concentración. La rigidez muscular por la práctica del Yoga puede reducirse si el cuerpo se ha calentado antes, ya que el aumento en la circulación sanguínea y en el suministro de oxígeno a los músculos contribuye a una eliminación más rápida de las toxinas y productos de desecho de los músculos.

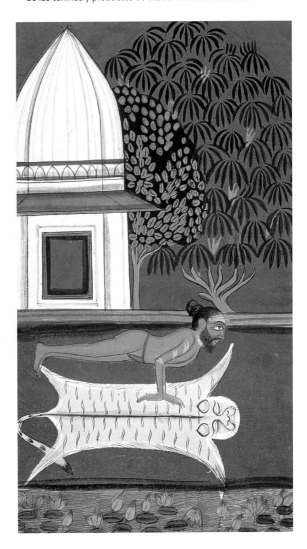

FLEXIONES HACIA DELANTE

Las flexiones hacia delante requieren –y, por tanto, desarrollan– la flexibilidad del cuerpo. En el ámbito físico, la flexibilidad supone que usted aprenderá a someterse a las posturas, buscando el equilibrio entre rendirse o reposar en las posturas, al tiempo que siente el cuerpo extendido y activamente vivo en la postura. En el ámbito psicológico, promueve las cualidades de calma y cuidado consigo mismo que pueden influir sobre la forma en que se mueve en la vida, es decir, le hará consciente de los extremos, sean éstos de pereza o de esfuerzo.

A nivel del cuerpo sutil, las flexiones hacia delante influyen sobre una serie de centros de energía (chakras), particularmente sobre el segundo centro de energía (alrededor del ombligo y la región lumbar), asociado con los riñones y las glándulas adrenales. Estas posturas ejercen un efecto equilibrante sobre estas regiones y tranquilizan el sistema nervioso, con lo que también calman y serenan la mente.

Este estado de calma y relajación puede obtenerse a través de la activación del sistema nervioso parasimpático, que se alcanza con la práctica de las flexiones hacia delante.

Las glándulas adrenales producen hormonas que conducen nuestras respuestas al miedo ("pelear o huir") y estimulan nuestro instinto de supervivencia. Debido al estrés del estilo de vida moderno, agitado y competitivo, mucha gente dedica más tiempo del necesario en este estado de "pelear o huir", lo que activa el sistema nervioso simpático. Como resultado, relajarse y encontrar la claridad mental suponen un gran esfuerzo para estas personas.

Cabe destacar, sin embargo, que, aunque el miedo es percibido como una emoción indeseable, lo cierto es que resulta una parte de la vida muy valiosa y necesaria. El miedo nos invita a aprender y crecer si lo enfrentamos y cultivamos el entendimiento, la sabiduría y la valentía. El miedo también es un medio de llamar nuestra atención sobre la probabilidad de resultar heridos o de poner en peligro nuestras vidas. Sólo cuando el miedo nos debilita es que va en detrimento nuestro. E incluso en ese momento, está

llamando nuestra atención, y si continuamos reaccionando de manera temerosa, se produce una acumulación de tensiones innecesarias en el cuerpo, que puede impedirnos aceptar los cambios y poner en práctica nuestra capacidad de explorar y adaptarnos a nuevas situaciones.

Acérquese al Yoga con estas ideas en mente, dando pequeños pasos hacia el logro de posturas que quizá no pensaba que era capaz de hacer. Esto puede ayudarle a superar sus miedos.

Notas generales

- Si es principiante, comience con una flexión sentada hacia delante: constituye una buena preparación antes de pasar a las flexiones hacia delante de pie.
- Las flexiones hacia delante son recomendables como contraposturas antes y después de las flexiones hacia atrás, las flexiones laterales y las torsiones.

Beneficios

- Extienden la columna vertebral, promueven su salud y mejoran la postura.
- Aumentan la flexibilidad en las corvas.
- Activan el sistema nervioso parasimpático, que tiene una influencia relajante.
- Da un ligero apretón y masajea los órganos abdominales, ayudando a tonificarlos.
- Ayuda a la digestión y la eliminación.

Derecha: **Con frecuencia, no somos conscientes de cómo una mala postura afecta a la columna vertebral en nuestra vida cotidiana. La práctica de las flexiones hacia delante aumenta esta conciencia y la importancia de mantener la columna recta.**

Precaución

- Si los músculos están agarrotados, doble ligeramente las rodillas, trabaje paulatinamente hasta enderezarlas.
- Si tiene problemas de espalda o sufre de hipertensión, estire la columna de modo que la cabeza permanezca por encima de su corazón.
- En caso de embarazo, separe las piernas para dejar espacio al abdomen.

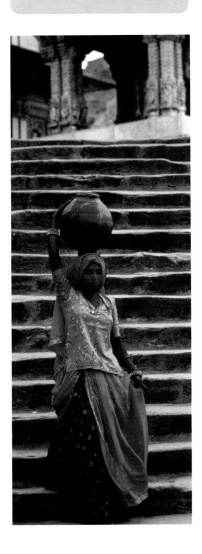

EJERCICIOS PREPARATORIOS GENERALES

EJERCICIOS OCULARES

Estos ejercicios contribuyen a relajar las tensiones en los ojos y alrededor de ellos. El foco relajado que resulta de ellos debe aplicarse mientras se practica Yoga.

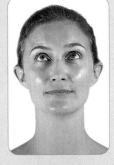 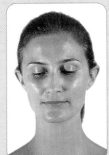

Mueva los ojos hacia arriba, abajo, hacia los lados y en diagonal. Haga dos o tres círculos en una dirección, luego en la otra, manteniendo el foco en todo momento.

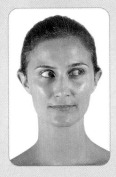 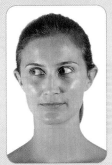

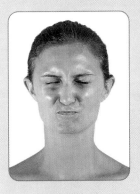

MÚSCULOS FACIALES

Este ejercicio alivia la tensión de la mandíbula. Alterne los siguientes movimientos:

Al inhalar, tense los músculos del rostro, cerrando los ojos con fuerza y frunciendo los labios. Sostenga esta posición durante dos o tres respiraciones.

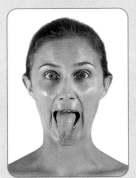

Al exhalar, expanda el rostro abriendo los ojos y la boca lo más que pueda, y sacando la lengua. Sostenga durante dos o tres respiraciones.

Durante la práctica de Yoga, mantenga la sección delantera de la lengua sobre el paladar, y la punta de la lengua detrás de los dientes delanteros. Los labios deben estar ligeramente sellados. Sostenga esta posición, a menos que se especifique lo contrario.

VAJRASANA

La postura del diamante

vajra: thunderbolt

también, va: mover; ra: radiante (irradia el suministro de sangre y las energías sutiles a la parte superior del cuerpo)

asana: postura

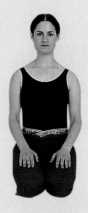

Arrodíllese con las rodillas juntas, los dedos de los pies apuntando hacia fuera por detrás. Los dedos gordos se tocan, mientras los talones están separados y la columna se estira hacia arriba. Ponga las manos sobre los muslos, palmas hacia abajo, la cabeza y los ojos mirando al frente.

Esta postura puede sostenerse durante largo tiempo, o dos a seis respiraciones, para prepararse para Supta Vajrasana (flexión hacia delante).

Precaución

Si sufre de las rodillas, ponga un cojín o una sábana doblada en el pliegue de sus piernas.

SUPTA VAJRASANA

supta: acostarse, reposar

Comience en Vajrasana. Inspire, estirándose de la cintura hacia arriba, al tiempo que extiende los brazos por encima de la cabeza (1). Al exhalar, flexione el cuerpo hacia delante desde las caderas, manteniendo los brazos a ambos lados de las orejas hasta que las palmas toquen el suelo (2). En su versión dinámica, inhale al tiempo que revierte el camino tomado para entrar en posición, permitiendo que su columna se curve (3). Repita entre tres y seis veces. En su versión estática, permanezca en esta posición de tres a seis respiraciones. Vuelva a Vajrasana con las manos sobre los muslos.

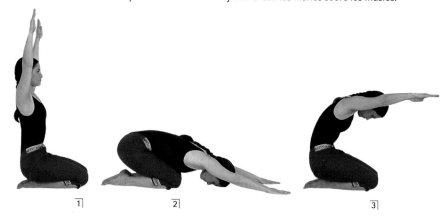

| 1 | 2 | 3 |

Precaución

Evite el Vajrasana, Mandukasana y la posición de las piernas en Gomukhasana si sufre de varices o si siente molestias en las rodillas.

MANDUKASANA

La Rana

manduka: rana

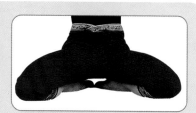

Siga las mismas instrucciones de Supta Vajrasana, pero abra bien las rodillas, manteniendo juntos los pulgares de los pies. Esta versión ayuda a aumentar la flexibilidad de las caderas y la parte interna de los muslos. Sostenga esta posición al igual que Vajrasana. Es una buena postura en caso de embarazo.

GOMUKHASANA

Postura de cara de vaca

go: vaca; mukha: cara

también, go: luz; gomukh: luz en la cabeza (ligereza de la cabeza)

Adoptando la posición de las piernas

Arrodíllese con los pies detrás de usted y las manos en el suelo, justo debajo de los hombros (1). Cruce la pierna derecha por delante de la izquierda (2), de modo que sus muslos se toquen. Siéntese entre los talones, con la espalda recta (3). Ponga los pies lo más cerca posible de las caderas.

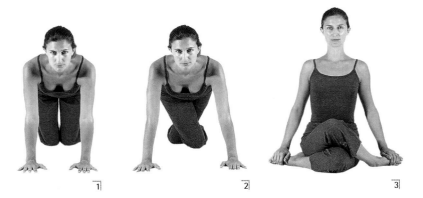

Adoptando la posición de los brazos

Levante el brazo izquierdo, con el codo apuntando hacia arriba y con la palma de la mano orientada sobre la espalda, por debajo de la base de la nuca, y centrada entre los omoplatos. Utilice la mano derecha para llevar el codo izquierdo por detrás de la cabeza lo más lejos posible (1), manteniendo la cabeza recta.

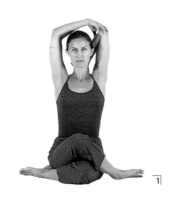

Doble el codo derecho y gire el antebrazo por detrás de la espalda, de modo que el dorso de la mano repose sobre la columna, con la palma hacia fuera. Enganche las dos manos (2), centrándolas entre los omoplatos; el torso permanece simétrico. Sostenga de tres a ocho respiraciones. Repita con el otro lado.

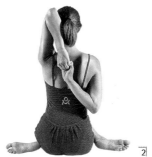

Opciones

Si tiene problemas de flexibilidad, siéntese sobre un cojín, o con las piernas cruzadas o en Vajrasana.

CONTRAPOSTURA

Sentado en Vajrasana o con las piernas cruzadas, enganche los dedos a la altura de la nuca, empuje sus brazos en direcciones opuestas, con los codos hacia afuera, de lado y en horizontal, con el objetivo de proporcionar un estiramiento uniforme a lo largo del pecho.

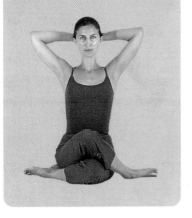

Opción

Sostenga una tira de tela entre sus manos si no puede unirlas.

Ejercicios de preparación

Acostado boca arriba, doble las piernas y junte las plantas de los pies, con las rodillas extendidas hacia los lados. Sostenga los tobillos o el empeine (1) y permanezca en esta posición de tres a seis respiraciones.

Trabaje para ir estirando las piernas hacia los lados (puede trabajar con las piernas dobladas si es el máximo nivel que acepta), al tiempo que presiona la parte interna de los muslos o los pies hacia abajo con suavidad (2), dependiendo de donde descansen sus manos. Sostenga de tres a seis respiraciones.

Sentado con la espalda recta, junte las palmas de los pies, con las rodillas orientadas hacia los lados. Coja los tobillos o los pies. Haga rebotar delicadamente las rodillas, durante un minuto.

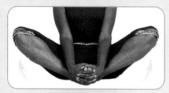

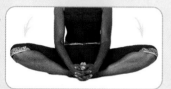

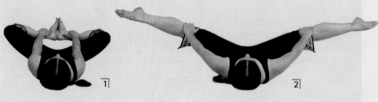

Baddha Konasana

La mariposa

baddha: alto; kona: ángulo

Sentado derecho con las palmas de los pies juntas, las rodillas dobladas y extendidas hacia los lados. La columna se extiende hacia arriba a través de su cabeza. Coloque los pies lo más cerca del cuerpo que sea posible, sosteniendo los pies o los tobillos para ayudarla a alcanzar esta posición.

Opciones

Para ayudarle a mantener una columna vertebral extendida, siéntese sobre un cojín.

Puede usar una pared para ayudarle a asumir esta postura. De frente a la pared, úsela para apoyar el posicionamiento de las piernas. Los brazos pueden contribuir a mantener la espalda recta.

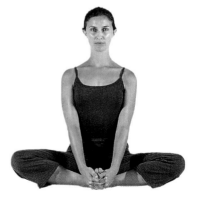

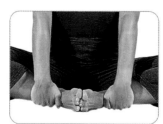

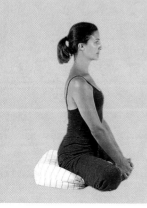

Supta Baddha Konasana

Comience en Baddha Konasana, inspire e imagine que crece a través de la columna y de la cabeza (1).

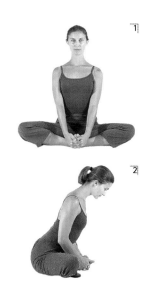

Al exhalar, inclínese hacia delante desde las caderas, iniciando el movimiento a partir de la región lumbar, al tiempo que mantiene la columna estirada, en línea con la cabeza y la nuca (2). Expanda la región del pecho.

Sosteniendo los pies o los tobillos, úselos como palancas para doblarse aún más hacia delante. Extienda los codos hacia los lados y continúe presionando las rodillas hacia el suelo. Expanda la zona del pecho mientras sostiene esta postura.

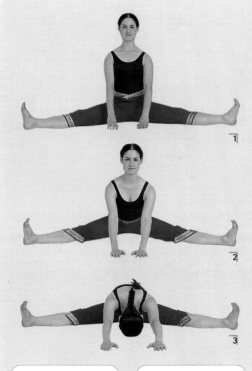

Upavista Konasana

La posición

upavista: sentado; kona: ángulo

Comience en Baddha Konasana. A continuación, estire y separe las piernas todo lo que pueda, flexionando los pies para estimular la extensión en la parte posterior de los muslos (1). Ponga las manos en el suelo, frente a usted, e inspire, estirando la columna hacia arriba. Al exhalar, inclínese hacia delante partiendo de las caderas, manteniendo la columna estirada, y la cabeza y la nuca en línea con la columna (2). Avance con las manos en el suelo tan lejos como pueda, manteniendo en todo momento la rectitud de la columna (3). Distribuya uniformemente el peso a ambos lados del cuerpo. Para recobrarse, comience con una inhalación y deshaga el camino andado para formar la posición.

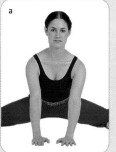

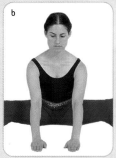

Opciones

(a) Sentado sobre un cojín.

(b) Doble ligeramente las rodillas.

Intente estirar las piernas poco a poco.

Duración de todas las posturas

Mantenga las posturas estáticas de cuatro a doce respiraciones.

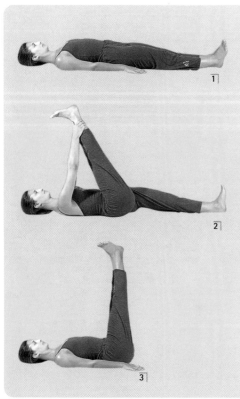

EJERCICIOS PREPARATORIOS

Acostado boca arriba, las dos piernas estiradas y los pies apuntando hacia arriba (1). Levante la pierna derecha y tome el tobillo (2), sosteniendo la postura de tres a seis respiraciones. Mantenga la zona lumbar presionada contra el suelo, y ambas piernas estiradas durante todo el ejercicio. Repita con la pierna izquierda.

A continuación, levante las dos piernas al mismo tiempo, flexionando los pies y sosteniendo la postura, bien con los brazos en cruz (3) o usándolas para apoyar las piernas, de la misma manera que en las elevaciones de una sola pierna.

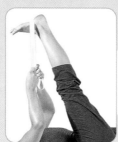

Utilice un cinturón alrededor del pie para ayudarle a lograr esta posición.

JANU SIRSASANA

Posición de cabeza a rodilla

janu: rodilla; sirsa: cabeza

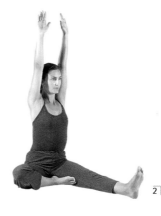
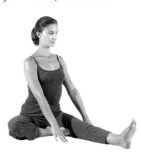
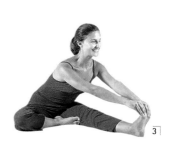

Comience en Dandasana. Doble la pierna derecha, abriéndola hacia un lado y presionando la rodilla sobre el suelo. Presione el talón derecho contra la parte interna del muslo izquierdo, lo más cerca posible de la ingle (1). La pierna izquierda permanece activa. Ambas caderas están orientadas hacia delante. Al inspirar, levante ambas manos, a ambos lados de los oídos, con los dedos apuntando hacia arriba (2). Al exhalar, inclínese hacia delante desde las caderas, manteniendo la columna estirada. Sostenga el tobillo izquierdo o el pie con ambas manos, manteniendo la cabeza y la nuca en línea con el resto de la columna (3), o adopte la posición completa poniendo la cabeza sobre la nuca. Para su versión dinámica, deshaga el camino tomado, y comience con la inhalación. Exhale y devuelva las manos a los lados. Repita de tres a seis veces, y entonces pase a la versión estática.

Versión estática

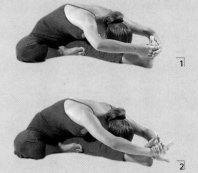

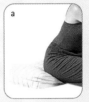

Una vez que haya exhalado en la flexión hacia delante, sostenga el pie izquierdo (1) o el tobillo, usando ambas manos como palanca. La mano izquierda también puede pasarse alrededor del pie para sostener la muñeca derecha (2). Mantenga la columna, la cabeza y la nuca estirados.

Opciones

Siéntese sobre un cojín para ayudarse en el estiramiento de la columna (a); ponga un cinturón alrededor del pie (b); ponga las manos tan lejos de la pierna como le sea posible, o de la rodilla o tobillo (c).

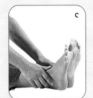

Para adoptar la postura completa, baje la frente hacia la rodilla, utilizando los brazos para ayudarse con suavidad (2). Para recobrarse, deshaga el camino tomado. Repita la flexión hacia delante con la otra pierna durante el mismo período de tiempo.

Pascimottanasana

Estiramiento

pascima: espalda; uttana: extensión

Comience en Dandasana. Con las dos piernas estiradas constantemente, y moviendo los brazos al mismo tiempo, siga las instrucciones de Janu Sirsasana para ambas versiones, dinámica y estática. Recuerde trabajar al nivel al que se sienta cómodo. Para recobrarse, deshaga el camino tomado.

Duración de todas las posturas

Sostenga las posturas estáticas de cuatro a doce respiraciones.

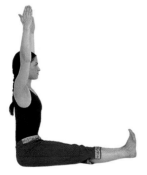

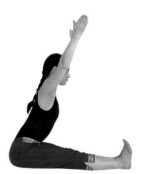

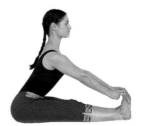

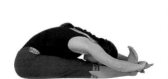

EJERCICIOS PREPARATORIOS

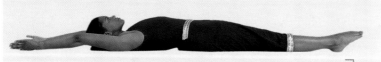

Ovillo del cuerpo

Acostado boca arriba, con las piernas juntas o separadas, los pies apuntando hacia delante y los brazos estirados a los lados de la cabeza (1). Inhale y estire piernas y brazos lejos de su centro, manteniéndolos en el suelo. Exhale y haga un ovillo con su cuerpo, llevando las rodillas hacia la frente y abrazando las piernas con los brazos (2). Repita dos o tres veces como calentamiento de la columna y para fortalecer los músculos abdominales.

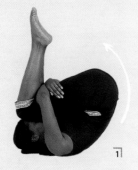

La pelota rodante

Constituye un maravilloso masaje para la columna vertebral, aunque debe evitarse si no puede curvar la columna lo suficiente, o si siente alguna molestia al intentar ejecutarla. Comience acostado boca arriba. Abrace las rodillas y meta la barbilla contra el pecho, manteniendo esta posición durante todo el ejercicio. Comience a mecerse hacia atrás y hacia delante con suavidad (2), pasando las piernas por encima de su cabeza y meciéndolas hacia delante para continuar el movimiento. Repita varias veces.

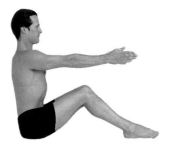
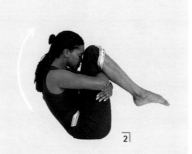

PARIPURNA NAVASANA

paripurna: completo, entero, pleno
nava: bote

Sentado derecho con las rodillas dobladas y los pies sobre el suelo. Extienda los brazos, paralelos al suelo, con las manos y los dedos estirados hacia adelante (1). Inclínese hacia atrás desde las caderas, manteniendo la columna vertebral recta, a medida que se estira hacia arriba a través de la cabeza, manteniendo ésta y la nuca en línea con la columna. Levante la parte inferior de la pierna de modo que quede paralela al suelo (2), con los pies y dedos en punta. Asegúrese de que su peso esté balanceado sobre ambas nalgas.

Si puede mantener esta posición de tres a seis respiraciones, estire las piernas hasta formar una "V" con su cuerpo (3). Para ayudarse a mantener el equilibrio, estire los brazos al tiempo que extiende la columna y las piernas en diagonal.

Duración
Sostener de tres a ocho respiraciones.

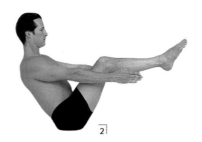
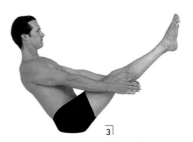

FLEXIONES HACIA ATRÁS

Las flexiones hacia atrás desarrollan la fuerza de los músculos de la espalda y aumentan la flexibilidad de la columna vertebral, manteniéndola elástica y contribuyendo a mejorar la postura. También son buenas para el sistema nervioso, pues aumentan el flujo sanguíneo hacia la zona de la columna vertebral, nutriéndola, así como a los nervios que surgen de ésta. La mejora del flujo sanguíneo hacia la zona pélvica alimenta los órganos reproductivos.

La zona abdominal se estira y fortalece, colaborando con la digestión, ya que los órganos se tonifican, equilibrando el funcionamiento de los riñones y las glándulas adrenales. Por último, las flexiones hacia atrás expanden la región del pecho, mejoran la flexibilidad de los hombros, contrarrestan una espalda encorvada o cargada, además de estimular una respiración más profunda.

En el ámbito psicológico, cuando nos preocupamos en exceso, nos detenemos en pensamientos obsesivos y sentimos que no avanzamos en la vida, estos sentimientos se experimentan físicamente como nudos de tensión en la zona entre el ombligo y la caja torácica –la región del plexo solar–. La práctica de las flexiones hacia atrás contribuye a tratar estos problemas, pues abre y estira el plexo solar, proporcionando alivio a la tensión acumulada. Requiere determinación y fuerza de voluntad superar la ansiedad, y ello, a su vez, puede motivar e influir al individuo acerca de su actitud frente a la vida. En el ámbito mental, mientras se ejecuta una flexión hacia atrás, la mente se lleva a un estado de tranquilidad pasiva, lo que lleva una mayor concentración, permitiendo, por tanto, cultivar más la voluntad y la determinación.

En el ámbito de la energía sutil, estas flexiones ejercen su influencia sobre una serie de centros de energía, particularmente en la energía del plexo solar, la garganta y el corazón.

Derecha: **En las flexiones hacia atrás, es fundamental equilibrar la flexión de la columna vertebral en una dirección con el alivio de la contrapostura que supone una flexión hacia delante.**

Precauciones

- Ejecute siempre una flexión hacia delante justo antes y después de las flexiones hacia atrás, a modo de contrapostura.
- Nunca efectúe una torsión espinal o una flexión lateral justo antes o después de una flexión hacia atrás.
- Asegúrese de hacer ejercicios de calentamiento para la espalda y hombros antes de ejecutar las flexiones hacia atrás, con el fin de evitar lesiones y torceduras de los músculos.
- Si sufre de la espalda, asegúrese de proporcionarse apoyo, tensando los músculos de las nalgas, como soporte de la zona lumbar (meta el cóccix). También puede trabajar con posturas dinámicas, para desarrollar mayor flexibilidad y fortaleza en la región media y superior de la espalda, como Bhujangasana (Cobra).
- Si sufre molestias en el cuello, no incluya a éste o a la cabeza en los ejercicios. En su lugar, mantenga la cabeza alineada con la columna a lo largo de toda la postura.
- Muévase suavemente y con cuidado al entrar y salir de las posturas hacia atrás, especialmente en el cuello.
- En caso de embarazo, evite las posturas que supongan acostarse sobre el abdomen, y sea precavido en cuanto a los extremos a los que quiere llevar estas flexiones.

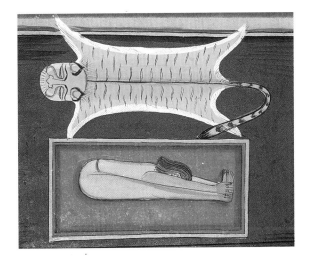

EJERCICIOS PREPARATORIOS GENERALES

RELAJACIÓN DEL CUELLO

Estos ejercicios contribuyen al relajamiento del cuello. Deben practicarse lentamente y con cuidado.

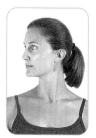

Giro de la cabeza

Coordine la respiración fluidamente con el movimiento. Debe inhalar a medida que gira la cabeza hacia un lado, y luego exhalar mientras vuelve a la posición original. Intente mantener la barbilla paralela al suelo durante todo el ejercicio. Alterne los movimientos de dos a cuatro veces.

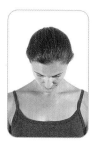 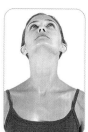

Levantar y bajar la cabeza

Al exhalar baje la barbilla hacia el pecho, con el fin de estirar la nuca. Sostenga esta postura de dos a cuatro respiraciones. Al inhalar, levante la cabeza. De nuevo, al inhalar, levante la barbilla, estirando la parte delantera del cuello. Exhale mientras baja la barbilla hasta el pecho, durante una o dos respiraciones. Si sufre del cuello, no haga la versión en la que se levanta la barbilla.

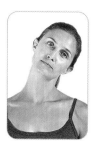

Estiramiento del cuello

Exhale y mueva la oreja hacia el hombro izquierdo, con el fin de estirar el lado derecho del cuello. Sostenga la posición durante dos respiraciones. Al inhalar, vuelva al centro. Repita con el otro lado.

RELAJACIÓN DE LOS HOMBROS

Para todos los ejercicios que vienen a continuación, haga dos o tres círculos con los hombros o brazos: primero hacia delante, luego hacia atrás. Inhale mientras levanta los hombros o brazos, y exhale al bajarlos. Comience haciendo círculos con los hombros (1). Después, ponga las manos sobre los hombros y haga círculos con los codos (2), manteniendo constantemente la presión sobre los hombros. Por último, estire los brazos (3) y haga círculos con ellos, manteniendo la presión sobre los hombros en todo momento.

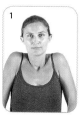 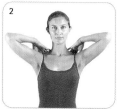 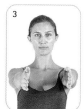

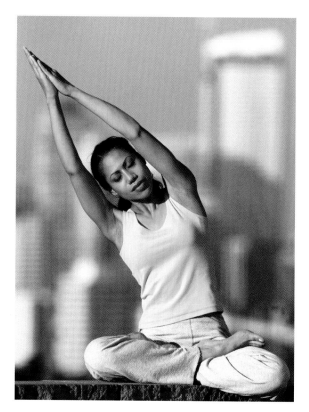

Arriba: El estiramiento que tiene lugar a ambos lados de la cintura y la caja torácica es eficaz para aliviar la tensión muscular.

Bidalasana

Estiramiento del Gato

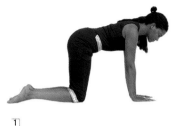

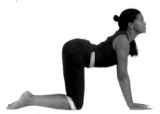

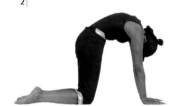

Versión dinámica

Apóyese sobre pies y manos, con las rodillas en el ámbito de las caderas y las manos bajo los hombros (1). La columna está estirada, completamente lisa, con la cabeza y el cuello alineados, de modo que la mirada está orientada al suelo, entre sus manos.

Al inhalar, hunda la espalda de modo que el ombligo se dirija hacia abajo, mientras el pecho se expande (2). Mantenga los omoplatos presionados contra la espalda. Al exhalar, encorve la espalda, iniciando el movimiento desde el ombligo (3).

Repita, alternando ambos movimientos de cuatro a ocho veces.

Versión dinámica con las piernas

Ejecute según la versión anterior, incluyendo el siguiente movimiento de piernas:

Al inhalar, extienda la pierna derecha justo detrás de usted, o más alto si es posible, con el pie en punta o flexionado (1). Al exhalar, lleve la rodilla hacia la frente (2). Efectúe dos o tres veces con la pierna derecha. Repita con la pierna izquierda.

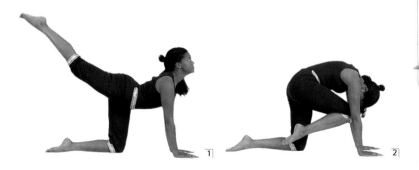

Versión estática de la postura del Gato

Sobre pies y manos, al igual que para la versión dinámica (1), mueva las manos hacia delante (2) hasta que pueda apoyar la frente sobre el suelo para la postura final. Mantenga las caderas en alto, de modo que los muslos estén en ángulo recto con respecto al suelo. Relaje la columna, para que la zona lumbar cuelgue desde las caderas. Mantenga la postura de tres a ocho respiraciones. Luego siéntese sobre los talones y relájese con el torso reposando sobre los muslos unas pocas respiraciones, antes de volver a apoyarse sobre pies y manos.

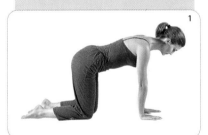

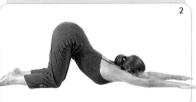

Precaución

Evite esta postura si sufre de hipertensión o de alguna dolencia cardiaca (ya que la cabeza estará por debajo del corazón).

Contrapostura

Vuelva a la versión simétrica, sobre pies y manos, o adopte la postura del niño.

ADHO MUKHA SVANASANA

adho mukha: hacia abajo

svana: perro

Apoyado sobre pies y manos, igual que para la postura del gato. Con el fin de ganar en estabilidad y sentirse firme sobre los brazos, doble los dedos de los pies hacia fuera y extienda los dedos de las manos sobre el suelo (1). Al exhalar, mueva las caderas hacia arriba, presionando las manos y los talones contra el suelo, manteniendo en un principio las rodillas ligeramente dobladas (2). Cuide de que su peso esté distribuido uniformemente entre pies y manos. Sostenga la postura o estire las piernas, con los talones aún presionando contra el suelo, de modo que se sienta sujeto al suelo sobre sus piernas, así como sobre sus brazos, al tiempo que sus caderas se mueven hacia arriba (3). Para recobrarse, deshaga el camino para entrar en la postura.

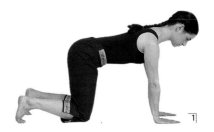

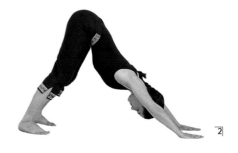

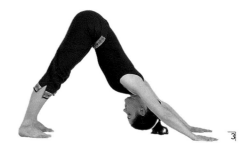

Duración

Sostenga de cuatro a doce respiraciones.

Esta postura se considera una flexión hacia atrás, ya que se efectúa mediante el hundimiento de la columna -el cóccix se mueve hacia arriba mientras el abdomen se lleva hacia dentro por obra del hundimiento de la zona lumbar-. Al hundir la zona superior de la espalda, el pecho se mueve hacia el suelo. La cabeza y el cuello deben estar en línea con los brazos, que están a ambos lados de las orejas; la barbilla se lleva hacia el pecho y los ojos miran hacia el ombligo. Recuerde trabajar con paciencia el grado de flexibilidad de su cuerpo.

Cuando esté en un nivel más avanzando, puede pasar de la postura del gato directamente a la del perro. Ello aumentará su capacidad de sentir el inicio del movimiento de las caderas, y también ayuda a restablecer su columna hundida.

Precaución

Si sufre de hipertensión o tiene alguna dolencia cardiaca, esta postura debe evitarse, pues se trata de una postura invertida. Puede adaptarla si pone sus manos contra la pared, con la espalda formando un ángulo recto con respecto a las piernas, de modo que la cabeza permanezca por encima del corazón.

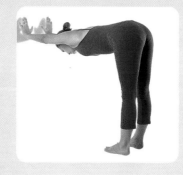

CHANDRASANA

Postura de la Media Luna

chandra: luna

Es recomendable empezar con la pierna derecha, y luego repetir la secuencia con la izquierda. Apóyese sobre manos y pies, con los dedos de los pies hacia fuera (1). Adelante la pierna derecha, poniendo el pie entre ambas manos, con los dedos del pie apuntando hacia delante y el talón en línea con la rodilla doblada (2). Si la rodilla tiende a desviarse hacia fuera, llévela al centro de su pecho al entrar en la postura. Las palmas de las manos descansan sobre el suelo, o las puntas de los dedos. Arremeta contra la

cadera izquierda, y note el estiramiento en esta zona. Lleve hacia abajo los omoplatos al tiempo que se estira hacia delante con la cabeza y la columna. Sostenga la postura.

Si siente un equilibrio estable, enderece el torso estirando la columna hacia arriba. Ponga las manos en el muslo derecho o frente al esternón como en la Postura del Orador (3), con las manos tocándose o ligeramente alejadas del esternón. Para recobrarse, deshaga el camino emprendido para entrar en la posición.

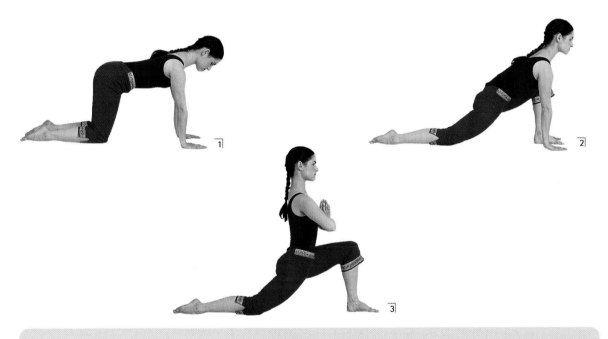

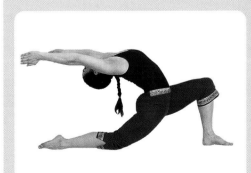

Nota: Chandrasana se clasifica como una flexión hacia atrás, ya que, en su versión avanzada, los brazos se extienden en paralelo a lo largo de la cabeza, mientras la columna se dobla hacia atrás, con la cabeza mirando hacia arriba.

Duración
Sostenga la versión estática de tres a ocho respiraciones.

BHUJANGASANA

La Cobra

bhujanga: serpiente, cobra

Versión dinámica o estática

Acostado boca abajo, al frente tocando el suelo, piernas y talones juntos. Las manos se colocan sobre el suelo, debajo de los hombros o cerca de la cara (1). Al inhalar, apriete los músculos de las nalgas (o, si está en un nivel avanzado, apriete los músculos de la base de la pelvis), con el fin de dar apoyo a la zona lumbar. A continuación levante el pecho y la cabeza del suelo, iniciando el movimiento con la fuerza de la espalda, y utilizando las manos para presionar el suelo y conseguir apoyo (2). Mantenga los codos sobre el suelo.

Si tiene una columna flexible y puede alcanzar la posición utilizando la fuerza de la espalda, antes que empujar con los brazos, entonces levante los codos del suelo, manteniendo las manos en la misma posición (3). Sostenga la postura de tres a doce respiraciones, o continúe con la versión dinámica.

Para la postura dinámica, exhale a medida que baja el torso y la cabeza al suelo, a la posición original. Repita la elevación y descenso de la parte superior del cuerpo, inhalando y exhalando según las instrucciones, de tres a seis veces antes de llegar a la posición estática. Extienda esta postura levantando la barbilla hacia arriba, con el fin de abrir y estirar la parte delantera del cuello, cuidando de reducir la nuca lo más posible.

Si sufre del cuello, mantenga éste y la cabeza en línea con la columna (ver 2).

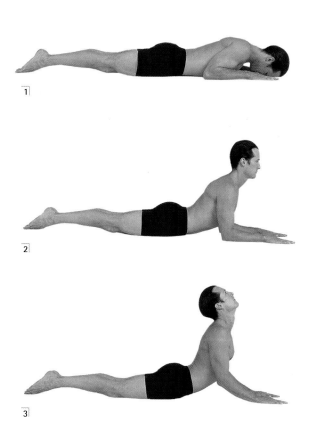

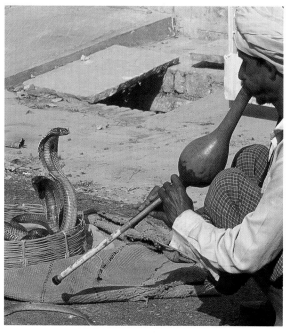

Arriba: **La pose final de Bhujangasana –con el torso hacia atrás y la cabeza y la barbilla levantadas– se parece a la posición de la cobra antes de atacar, de ahí su nombre en sánscrito.**

Matsyasana

Postura del Pez

matsya: pez (visto desde arriba)

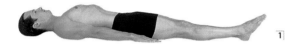

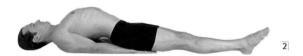

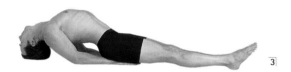

Acuéstese boca arriba, las piernas derechas y paralelas, los brazos a los lados, las palmas hacia el suelo (1). Al inhalar, arquee la espalda y empuje el pecho hacia arriba, intentando levantar el torso del suelo. Utilice los brazos para apoyarse, presionando los codos contra el suelo, al tiempo que los mantiene pegados a ambos lados del cuerpo (2). El cuello y la cabeza permanecerán en el suelo.

Sostenga esta posición durante una o dos respiraciones. A continuación, al inhalar, empuje el pecho hacia arriba aún más, presionando los codos contra el suelo y elevando el torso aún más. Levante la cabeza del suelo e incline el cuello y la barbilla hacia atrás, de modo que la parte delantera de cuello y garganta estén al descubierto (3). Pose ligeramente la coronilla en el suelo, de modo que su mirada esté orientada hacia atrás. Sostenga esta posición de dos a ocho respiraciones, y vuelva a la posición original.

Precaución

Si sufre del cuello, ejecute las primeras etapas de Matsyasana sin utilizar la cabeza y el cuello.

Contrapostura

Para relajar la cabeza, cuello y pecho; al exhalar, mueva cabeza y hombros hacia los dedos de los pies. Repita este movimiento tres veces.

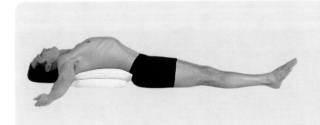

Ejercicio preliminar

Puede ejecutar esta postura sobre un cojín colocado bajo la caja torácica, con el fin de ayudar al cuerpo a entrar en la posición.

Setu Bandha Sarvangasana

Pequeño Puente

setu: puente

bandha: concentrador de energías que dirige el flujo de energía sutil

sarvanga: cuerpo entero (en equilibrio sobre hombros y cuello)

Dinámica o estática

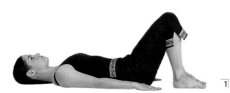

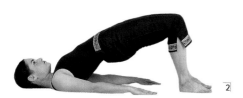

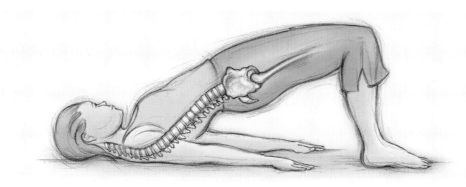

Acuéstese boca arriba, con las piernas dobladas y las plantas de los pies sobre el suelo, en paralelo y ligeramente separadas (1). Acerque cuanto sea posible los talones a las caderas. Los brazos reposando a los lados, las palmas hacia abajo.

Al inhalar, empuje los pies hacia abajo. Comience presionando el ombligo hacia el suelo, a medida que empieza a levantar las caderas. Entonces, paulatinamente permita que las secciones media y superior de la columna se vayan levantando (2), despegando del suelo vértebra a vértebra, hasta que el peso del cuerpo esté distribuido entre los pies y los hombros, con el pecho elevado hacia la barbilla.

Sostenga la misma posición para la versión estática. Puede poner las manos bajo la zona lumbar a modo de soporte, manteniendo los hombros sobre el suelo (3). Puede alternar entre la versión dinámica y la estática, exhalando al volver a la posición original, colocando las vértebras una a una. Repita, saliendo y entrando del Pequeño Puente mientras inhala y exhala.

Duración

Para la versión estática, sostenga la postura de cuatro a ocho respiraciones.

Arriba: La suave curva de la columna en esta postura, tonifica las zonas cervical, dorsal, lumbar y sacra, al tiempo que fortalece los hombros y los músculos extensores de la espalda.

TORSIONES VERTEBRALES

La torsiones espinales son particularmente efectivas para alinear las vértebras de la columna. Proporcionan un suave masaje a los órganos internos del área abdominal, y expanden, así mismo, la región del pecho, estimulando una respiración más plena en la caja torácica. Las torsiones espinales también ejercen un efecto beneficioso sobre el sistema nervioso autónomo, ya que revitalizan los ganglios nerviosos que van desde la columna hasta la periferia del cuerpo. Su influencia es mayor que con cualquier otra postura, especialmente sobre el nervio vago. Éste no es más que un nervio craneal, perteneciente al sistema nervioso parasimpático, y va desde el cerebro, a lo largo de toda la columna, hasta el plexo solar, supliendo al corazón, los pulmones y órganos internos.

Las posturas que incorporan torsiones espinales tienen un efecto relajante sobre la mente y el cuerpo, ya que aumentan el papel tranquilizante del sistema nervioso parasimpático. También ejercen un efecto beneficioso sobre los centros sutiles de energía, es decir, los siete centros de energía del cuerpo, o chakras. Éstos se ubican en los plexos nerviosos del cuerpo, como el plexo solar y el cardíaco, y todos se benefician de las torsiones.

Éstas también tienen un efecto energizante. La energía o la potencia se generan como resultado de la revitalización de los centros nerviosos, liberando energía adicional que pudiera estar encerrada en el cuerpo, liberándola para mejores usos.

CONTRAPOSTURA

Apanasa es una contrapostura altamente recomendada (ver Posturas de Reposo, p. 26-27) para las torsiones verticales sentadas. Ayuda a restablecer la simetría del cuerpo y proporciona un relajante masaje a la columna. Apanasana puede practicarse antes y después de las torsiones espinales.

Precauciones

- Tome las debidas precauciones si tiene una lesión o problema de la columna; consulte a su médico.
- No entre o salga de las torsiones espinales con movimientos bruscos, ni salte mientras sostiene una postura.
- Mantenga la columna lo más estirada posible mientras ejecuta una torsión espinal, cuidando así mismo de mantenerla centrada en todo momento, de modo que constituya el eje central durante la torsión.
- Asegúrese de distribuir el peso a ambos lados del cuerpo, es decir, en ambos hombros, cuando está acostado boca arriba, o sobre las dos nalgas si está sentado.
- Intente que sus hombros estén a la misma altura durante toda la postura.

Beneficios

- Contribuye a aliviar los dolores de espalda, alineando las vértebras.
- Proporciona un suave masaje a la zona lumbar.
- Ayuda a la digestión, pues ejerce una suave presión sobre los órganos abdominales (estómago, hígado, riñones y páncreas), y contribuye a la perístole de los intestinos.
- Es un delicado apretón al nervio vago así como a la raíz del sistema nervioso autónomo.
- Aumenta el sentimiento de vitalidad.

Asana es la firmeza perfecta del cuerpo, la estabilidad de la inteligencia y la benevolencia de espíritu. La perfección en una asana se alcanza cuando el esfuerzo de ejecución deja de constituir un esfuerzo y se llega al ser infinito del interior.

Yoga Sutras de Patañjali

EJERCICIOS PRELIMINARES GENERALES

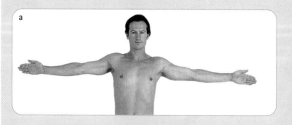

a

Advertencia

No sea excesivamente riguroso al efectuar los giros; ejecútelos siempre con suavidad y cuidado.

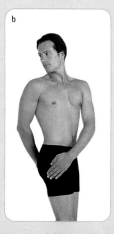

b

Giros dinámicos

Comience sentado cómodamente con las piernas cruzadas, o con las plantas de los pies tocándose de tal manera que sus piernas adopten la forma de un diamante (una versión más abierta de la Mariposa). Como alternativa, póngase de pie con las piernas paralelas, a nivel de las caderas, y las rodillas ligeramente dobladas. Al inhalar, levante los brazos a los lados, a la altura de los hombros (a).

Al exhalar, gire suavemente el torso hacia un lado, la cabeza al mismo tiempo en la misma dirección y los brazos envolviendo las caderas o la cintura (b). Repita, girando el torso hacia el otro lado. El objetivo es un suave movimiento giratorio alrededor de la columna como eje central.

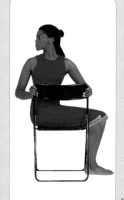

Giro preparatorio estático

Siéntese de lado en una silla con respaldo. Comience con el respaldo del lado derecho. Ponga los pies sobre el suelo (o sobre un bloque, si sus pies no llegan al suelo). Al inhalar, gire suavemente el torso hacia la derecha, sosteniéndose al respaldo con ambas manos. Intente mantener la columna recta en todo momento. Vuelva la cabeza y mirada hacia el hombro derecho. Sostenga de tres a seis respiraciones, recupere y deshaga el camino hacia la postura.

Siéntese en la silla del otro lado y repita la secuencia, girando hacia la izquierda.

JATHARA PARIVARTANASANA

Torsión vertebral

jathara: abdomen; parivritti: darse la vuelta

Dinámico o estático

Acostado boca arriba, los brazos extendidos en cruz, las palmas contra el suelo, doble las rodillas, con las plantas de los pies sobre el suelo, tan cerca de sus caderas como sea posible (1). Las piernas y los pies deben estar paralelos entre sí y al nivel de las caderas. Presione el ombligo contra el suelo, de modo que toda la columna, incluyendo la zona lumbar, toque el suelo. Estire la nuca, manteniendo cabeza y cuello en línea con el resto de la columna. Inhale, sea consciente de la longitud de la columna.

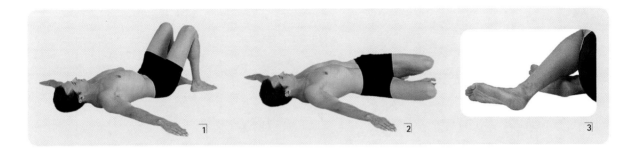

Al exhalar, baje las rodillas hacia el lado derecho (2), manteniendo pies y hombros en contacto con el suelo (3). Las caderas permanecen en línea con los hombros, sin permitir que la acción giratoria mueva las caderas hacia los lados. El giro debe centrarse en la columna como eje central.

En la versión estática de esta postura, sostenga de dos a cuatro respiraciones y vuelva a la posición original en el centro.

En la dinámica, la exhalación al adoptar el giro se sigue de una inhalación, mientras devuelve las rodillas a la posición de partida central, y continúe bajándolas hacia el lado izquierdo.

Opciones

Las siguientes dos opciones son más avanzadas que la versión anterior, cada una aumentando ligeramente la acción giratoria sobre la columna y centrando el giro en áreas ligeramente diferentes de ésta.

Siga las mismas instrucciones de la postura anterior, pero esta vez junte piernas y pies (a), de modo que al girar hacia la derecha (b) el pie izquierdo se despegue del suelo de manera natural (c), y viceversa.

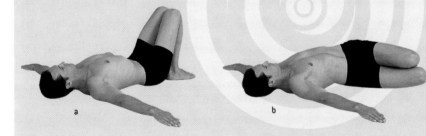

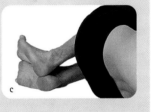

Mantenga juntos piernas y pies, elevando las rodillas sobre el abdomen (a). Gire, bajando las piernas a cualquiera de los dos lados, manteniendo piernas y pies juntos constantemente.

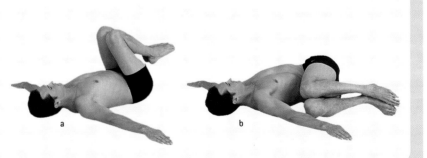

Giro vertebral estático

Acostado boca arriba, ambas piernas juntas y estiradas, los brazos extendidos en cruz, doble la rodilla izquierda, acercando el pie a la cadera cuanto sea posible, con la rodilla apuntando hacia arriba (1). El pie izquierdo y sus dedos se mantienen en el suelo (si está en un nivel avanzado, la pierna puede sostenerse sobre el abdomen con la mano, igual que en la última versión avanzada). La pierna derecha permanece estirada en el suelo, el pie relajado. Ponga la mano derecha en la parte externa de la rodilla izquierda (es decir, la mano opuesta a la rodilla). El brazo izquierdo permanecerá extendido sobre el suelo.

Al exhalar, gire hacia la derecha, bajando la rodilla elevada hacia la derecha (2). Voltee la cabeza hacia su izquierda al mismo tiempo, manteniendo ambos hombros constantemente sobre el suelo. Sostenga y luego recobre, deshaciendo el camino para adoptar la posición. Repita con el otro lado, levantando la rodilla derecha hasta la vertical.

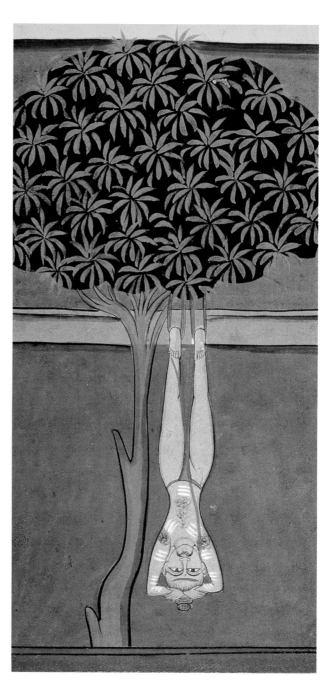

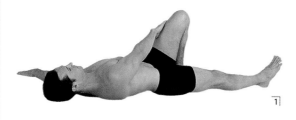

1

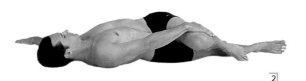

2

La continuidad y el sentido de lo universal vienen con el conocimiento de la inevitable alternancia de tensión y relajación en los ritmos eternos de los cuales cada inhalación y cada exhalación constituye un ciclo, una onda o una vibración entre las innumerables miríadas que conforman el universo.

Yehudi Menuhin, prólogo al libro de BKS Iyengar *Light on Yoga*

Ardha Matsyendrasana

Media torsión (sentada)

ardha: mitad

matsyendra: nombre de un gran yogui ("señor de los peces")

también, matsya: poder que vitaliza; endra: poder mental

Sentado con la espalda recta, la pierna izquierda extendida y la derecha doblada, ponga la planta del pie derecho sobre el suelo, hacia la parte externa de la pierna izquierda (1). Presione la espinilla derecha contra la parte exterior de la rodilla o el muslo izquierdos. Lleve el talón derecho hacia la cadera izquierda tanto como le sea posible.

Doble la pierna izquierda de modo que la parte exterior del muslo quede sobre el suelo, mientras el talón izquierdo es impulsado hacia la cadera derecha (2). Al inhalar, estírese hacia arriba a través de la columna y la cabeza, al tiempo que coloca la mano derecha en la base de la columna, sobre el suelo tras de usted. Al hacerlo, presione la mano izquierda contra la parte externa del muslo derecho, enderezándolo con la palma extendida hacia delante (3). Cuando la posición esté establecida, exhale, gire la cabeza hasta mirar sobre su hombro derecho, manteniendo los dos hombros a la misma altura en todo momento. Para recobrarse, invierta cuidadosamente el camino tomado para entrar en la posición, y repita del otro lado.

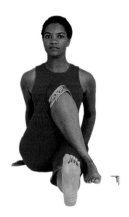

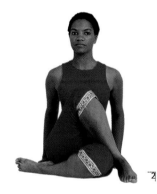

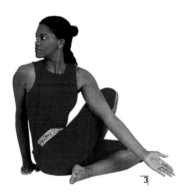

Opción

Una pierna (en las instrucciones anteriores sería primero la izquierda) permanece extendida totalmente.

Coordinación

Mantenga durante tres u ocho respiraciones, con su espalda centrada y recta, y respirando por el lado abierto de su pecho.

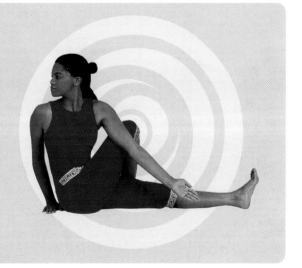

LAS *posturas de pie aumentan la sensación de afincamiento a través de la pelvis, las piernas y los pies, al tiempo que se experimenta una sensación de crecimiento continuo a través de la columna y la cabeza. Este asentamiento puede ayudarle a obtener un equilibrio correcto. Contribuye a mantener una postura correcta y el sentido de la alineación del cuerpo, en el que el peso está uniformemente distribuido en ambos lados. Esto puede trasladarse a las posturas de la vida cotidiana. El equilibrio también ayuda al flujo de la respiración, el cual, junto al movimiento, juega un papel fundamental en la capacidad de expresión.*

A nivel psicológico, las posturas de pie pueden reflejar la manera en que enfrenta la vida. Quizá su postura sea rígida y controlada, permitiendo muy poca flexibilidad o rango de movimientos, restringiendo, por tanto, su capacidad de adaptación. O quizás su postura es desgarbada y sin porte, sin corazón o fuerza muscular en general que apoyen sus movimientos y posturas cotidianas; ello podría reflejar falta de dirección o centro. El objetivo es cultivar el equilibrio allí donde el cuerpo es flexible, pero al mismo tiempo fuerte y estable.

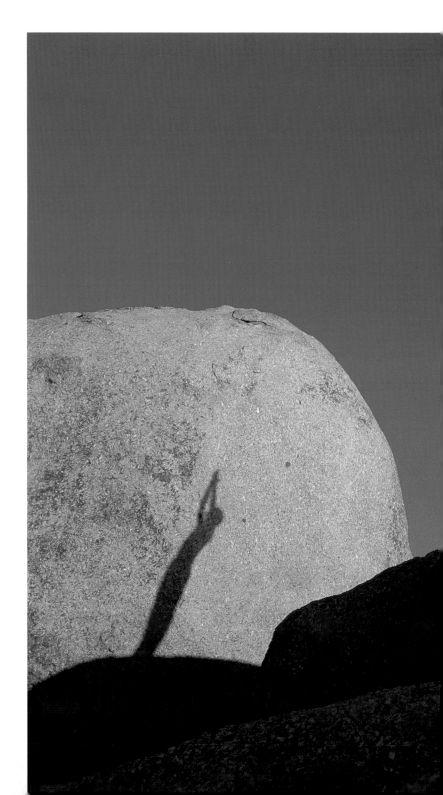

De Pie y en Equilibrio

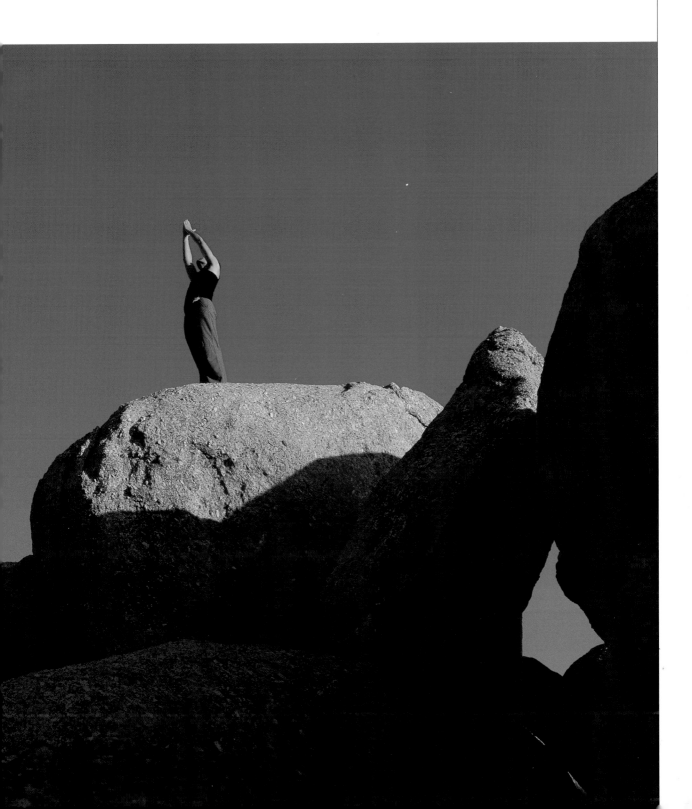

POSTURAS DE PIE

Beneficios

- Fortalecen y tonifican los músculos de las piernas, caderas, abdomen, espalda y cuello.
- Aumentan la flexibilidad de las piernas.
- Fortalecen y aumentan la movilidad de las articulaciones de tobillos, rodillas y caderas.
- Aumenta la movilidad de los hombros.
- Ayuda a crear sensación de estabilidad, comodidad y asentamiento en las posturas de pie.
- Promueve una mejor alineación del cuerpo e, incluso, el desarrollo muscular en ambos lados del cuerpo, aumentando la sensación de equilibrio.

Advertencias

- Las posturas de pie pueden resultar extenuantes. Sea cuidadoso, especialmente si sufre del corazón o de hipertensión, o si nota que realiza un esfuerzo excesivo para poder mantener una postura. En ese caso, puede optar por mantener las posturas por menos tiempo, o permanecer con la versión dinámica, repitiéndola sólo dos o tres veces. También puede ser menos agotador si mantiene las manos sobre las caderas en todo momento, con los codos apuntando hacia los lados, de modo que el trabajo de la postura se centre en las piernas y caderas.
- En caso de sufrir del corazón o/e hipertensión, flexione el cuerpo tan sólo hasta la mitad. Puede poner las manos contra la pared para un mayor apoyo.
- Busque señales de tensión en el rostro, la garganta y el abdomen. Revise, así mismo, que la respiración permanezca fluida y regular. Si se siente agotado, adopte suavemente una contrapostura y respire unas cuantas veces para recobrarse.
- No extienda las piernas (cuando sea el caso) más de lo que su cuerpo le permita. Debe ser capaz de mantener los talones pegados al suelo y sentirse cómodo en esa posición.
- Si lucha por alcanzar el equilibrio, practique contra una pared a modo de apoyo, hasta que tenga la suficiente confianza en su alineación. La práctica de las posturas simétricas de pie puede establecer, así mismo, un sentimiento de estabilidad antes de pasar a las posturas asimétricas.

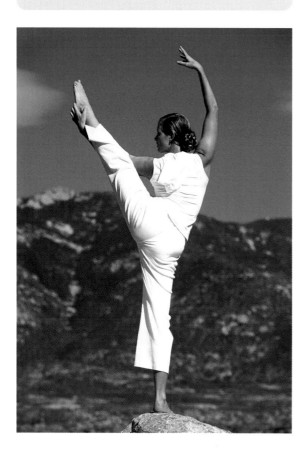

Izquierda: Las asanas de Yoga le enseñan a alcanzar un perfecto equilibrio del cuerpo; la pierna extendida hacia un lado es contrabalanceada por el alargamiento del torso y el estiramiento, en dirección opuesta y hacia arriba, del brazo derecho.

CONTRAPOSTURAS

Esenciales para restablecer el equilibrio y la simetría tras las posturas asimétricas de pie. Después de ejecutar los dos lados de una postura asimétrica, devuelva pies y cuerpo a una posición centrada, de pie hacia delante. Separe las piernas con los pies paralelos.

Las rodillas pueden doblarse o mantenerse estiradas. Flexione el cuerpo hacia delante desde las caderas, deje que las cabeza y los brazos cuelguen. Las contra posturas también pueden introducirse tras ejecutar una postura asimétrica con un lado del cuerpo.

Opciones

(a) Deje caer los brazos hacia el suelo, relajando la cabeza de modo que también cuelgue.

(b) Pose las palmas de la mano sobre el suelo, entre las piernas. Puede doblar rodillas y codos.

(c) Doble las manos y déjelas colgar por encima de su cabeza.

(d) Póngase en Tadasana. Como alternativa, adopte una postura de reposo, como Savasana o la Postura del Niño.

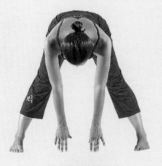

a

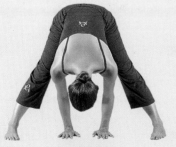

b

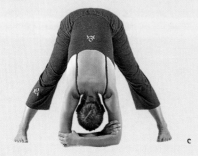

c

Consejos generales para las posturas de pie

• Concentre su atención en la sensación de que crece hacia arriba, experimentada en la parte superior del cuerpo, mientras sus pies permanecen bien asentados en el suelo al entrar y salir de las posturas.

• Busque un punto de foco para los ojos y sosténgalo con la mirada.

• Respire regularmente.

Postura de inicio

En general, use Tadasana como posición de inicio para las posturas de pie. Tadasana cultiva la sensación de fortaleza y estabilidad. También aumenta la conciencia sobre la manera en que la mente y la imaginación influyen en el balanceo (existe una tendencia natural a balancearse mientras se ejecuta una postura de pie). La idea consiste en resistirse a ella, mejorando el equilibrio, la concentración mental y la fuerza de voluntad. Tadasana es una buena manera de preparar la mente y el cuerpo para este tipo de estabilidad, antes de pasar a posturas más complejas.

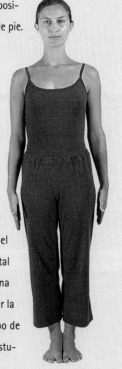

EJERCICIOS PREPARATORIOS GENERALES

Balanceo de brazos

Balancee los brazos hacia delante y atrás, como si estuviese caminando (a, b), manteniéndolos a la misma altura en ambas direcciones. Coordine el balanceo con la respiración.

Como alternativa, estire los brazos frente a usted, a la altura de los hombros (c), abra y ciérrelos, juntando las palmas. Inhale al abrir, exhale al cerrar.

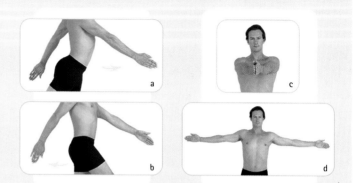

Balanceo de piernas

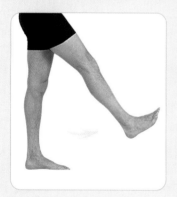 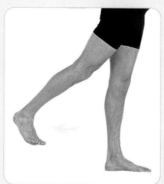

Con las manos en las caderas, transfiera su peso lentamente de un pie a otro varias veces. A continuación, ponga el peso en la pierna izquierda y balancee la pierna derecha atrás y adelante, manteniéndola derecha, utilizando la pierna del suelo como soporte. Devuelva la pierna derecha a la posición original y repita con la pierna izquierda.

Balanceo de brazos y piernas

Combine los ejercicios anteriores, de modo que un brazo y una pierna se balanceen atrás y adelante de manera simultánea, pero en direcciones opuestas (es decir, el brazo opuesto a la pierna que se mueve hacia delante también debe moverse hacia delante).

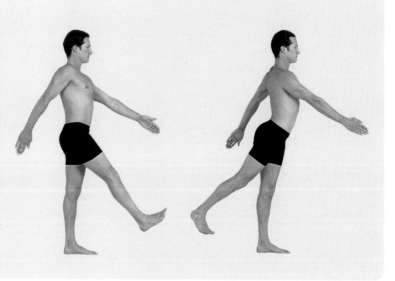

UTKATASANA

utkata: poderoso, potente,

Comience en Tadasana (1). Inhale al tiempo que estira los brazos hacia arriba en una línea paralela (2). Exhale, doblando las rodillas todo lo que pueda, con los talones contra el suelo, piernas y rodillas juntas, mientras la columna, el pecho, la cabeza y los brazos se mantienen en línea, estirándose diagonalmente, a medida que el torso se dobla ligeramente hacia delante de manera natural (3). Sostenga la postura de manera estática. Para recobrarse, revierta el camino tomado para entrar en posición, inhalando mientras vuelve a ponerse recto, con los brazos por encima de la cabeza, y exhalando al bajarlos a ambos lados del cuerpo. En su versión dinámica, repita entrando y saliendo de la postura, coordinando la respiración con el movimiento. Repítalo de cuatro a ocho veces.

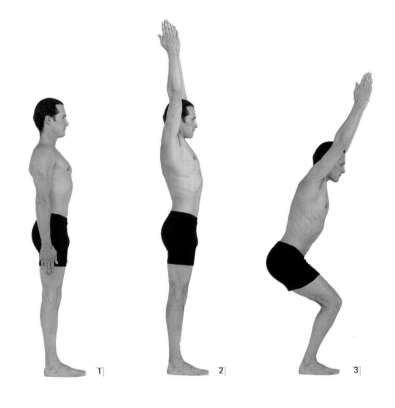

Duración

Sostenga la versión estática de cuatro a ocho respiraciones.

Opción

Junte las manos y extienda los brazos hacia delante, a la altura de los hombros.

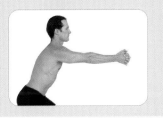

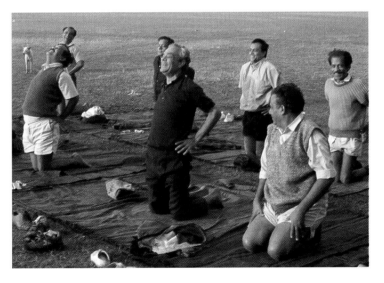

Arriba: En Calcuta, India, un grupo de practicantes de Yoga entran en calor, a modo de preparación para una sesión, en la mañana temprano.

EJERCICIO PREPARATORIO

De pie, con las piernas juntas o ligeramente separadas, las rodillas dobladas. El movimiento debe ser fluido y lento, coordinado con la respiración. Al exhalar, relaje el cuerpo hacia delante, bajando la cabeza en primer lugar, con el fin de enrollar la espalda hacia abajo (1), vértebra por vértebra, con la cabeza moviéndose hacia los pies. Los brazos, hombros, cuello y cabeza deben permanecer relajados constantemente mientras se ejecuta el movimiento completo de la columna y ésta se curva completamente (2). Al inhalar, desenrolle la columna, invirtiendo el camino tomado para entrar en posición. Repita de dos a cuatro veces. También puede sostener la posición, colgado sobre las piernas, de tres a ocho respiraciones.

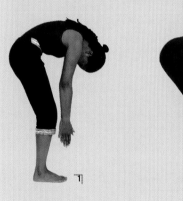

UTTANASANA

Estiramiento hacia delante

uttan: estiramiento

también, ut: deliberado, intenso; tan: estirar, alargar

Comience en Tadasana, con los pies juntos o a la misma distancia de las caderas (1). Puede doblar ligeramente las piernas si los músculos o la columna están muy apretados. Al inhalar, eleve los brazos en paralelo hacia arriba, a ambos lados de las orejas, con los dedos apuntando hacia arriba y las palmas hacia dentro (2). Al exhalar, doble el cuerpo desde las caderas, estirando los brazos y el torso hacia delante hasta formar un ángulo de 90 grados con las piernas, los brazos alineados con las orejas. Mantenga la postura de dos a tres respiraciones, antes de estirarse hacia abajo con una exhalación. Mantenga los brazos al lado de los oídos, y la columna estirada, a medida que los codos se extienden hacia fuera, y la columna se enrolla sobre las piernas. Mantenga la postura, y entonces deshaga con una pausa para respirar en cada etapa de la flexión hacia delante.

Para la versión dinámica de la pose, al exhalar debe revertir inmediatamente el camino tomado para entrar en posición.

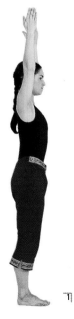
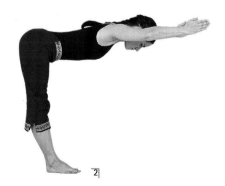
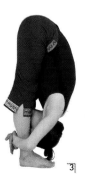
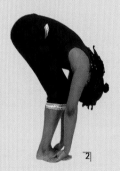

Parsva uttanasana
(también Parsvottanasana)

Extensión lateral

parsva: lateral

En Tadasana, separe las piernas, manteniendo los pies paralelos y los talones en línea uno con otro (1). Gire el pie derecho hasta formar un ángulo de 90 grados, y el pie izquierdo en un ángulo de 45 grados (2). Gire el cuerpo a la derecha sin cambiar la posición de los pies. Mire directamente hacia el lado, con los hombros en la misma dirección de las caderas. El peso del cuerpo debe estar uniformemente distribuido entre ambas piernas, con las rodillas cerradas para mayor estabilidad.

Al inhalar, estire los brazos hacia arriba, en línea con las orejas (3). Sostenga de dos a cuatro respiraciones. Al exhalar, doble el cuerpo hacia delante, *formando un ángulo de 90°* (4). Mantenga de dos a tres respiraciones, y entonces ejecute la flexión completa hacia delante, poniendo las manos sobre la pierna derecha o a lo largo de ella (5). Sostenga esta posición entre cuatro y doce respiraciones.

Recupere al inhalar, revirtiendo el camino para entrar en la postura, haciendo una pausa de una respiración por cada etapa de preparación de la postura. Repita con el lado izquierdo.

Opciones

(a) Doble los brazos por detrás de la espalda y agarre los codos o los antebrazos.

(b) Ponga las manos en la posición de oración.

(c) Con los brazos estirados, junte las manos tras la espalda, elevándolas a medida que dobla el cuerpo hacia delante.

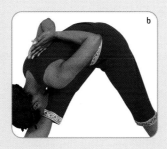

b

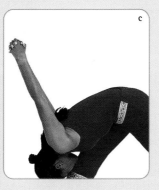

c

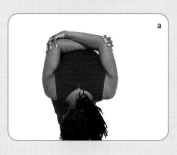

a

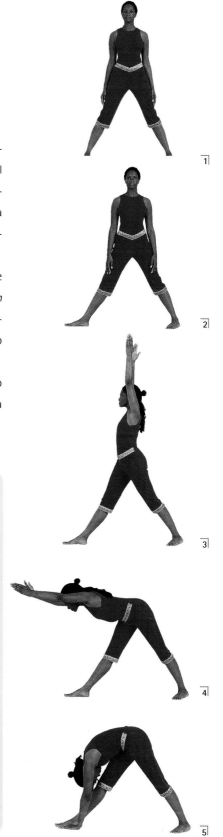

VIRABHADRASANA N.º 1

Postura del Héroe o del Guerrero

Virabhadra: un poderoso guerrero de la mitología hindú

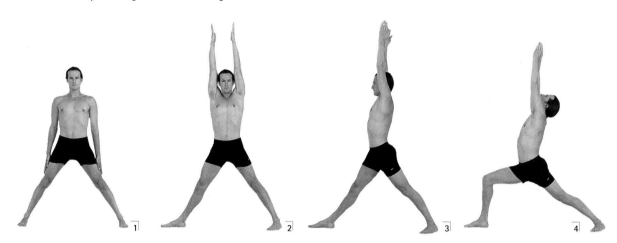

Comience en Tadasana. Separe las piernas cuanto sea posible, sin perder la estabilidad (1). Mantenga los talones alineados entre sí. Al inhalar, estire los brazos hacia delante y luego arriba, extendiendo manos y dedos (2). Mantenga los hombros abajo y el pecho en expansión. Respirando de manera natural, gire el pie y la pierna derechos a 90 grados, mientras el pie y la pierna izquierdos se colocan a 45 grados. Mantenga ambas piernas rectas, con los talones afincados en el suelo.

Al inhalar, gire todo el cuerpo hacia la derecha, hasta que esté completamente de frente, sin cambiar la posición de los pies (3). Sostenga de dos a tres respiraciones. Al exhalar, doble la rodilla derecha, con el objetivo de llevar el muslo a una posición paralela con el suelo, con la rodilla ubicada justo encima del talón (4). La rodilla derecha debe apuntar hacia delante (sin caer a los lados). Sostenga de tres a ocho respiraciones, manteniendo los hombros lo más bajo posible. Manténgalos sobre las caderas, de modo que pueda mirar directamente hacia el lado. Repita con el otro lado.

En la versión dinámica, alterne una exhalación y el estiramiento de la pierna doblada con una exhalación y el retorno a la posición hundida, manteniendo los brazos estirados hacia arriba en todo momento. Si se siente confortable en la posición final, eleve la barbilla, mirando hacia las manos, con el cuello extendido.

Opciones

(a) Junte las manos por encima de la cabeza en la postura de oración, con los brazos estirados, los pulgares entrelazados y las puntas de los dedos en contacto.

(b) Entrecruce los dedos, invierta las manos con las palmas hacia arriba y estire los brazos hacia arriba.

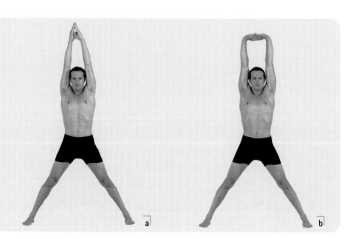

VIRABHADRASANA N.º 2

Mire hacia delante, con las piernas y los pies en los ángulos indicados en Virabhadrasana N.º 1. Levante las manos hacia los lados, hasta llegar a la altura de los hombros, con las palmas hacia abajo y los dedos apuntando hacia fuera (1). Al inhalar, estire la columna y la cabeza hacia arriba, al tiempo que gira la cabeza hacia la derecha, hasta mirar por encima de la mano derecha (2). Sostenga durante dos o tres respiraciones. Al exhalar, doble la rodilla derecha, de modo que se sitúe sobre el talón derecho, formando un ángulo recto (3). Ambos pies deben estar bien afincados en el sue-

lo. Mantenga hombros y brazos en línea recta, con los hombros presionando hacia abajo y los brazos estirados hacia fuera a través de las puntas de los dedos, en direcciones opuestas. Las caderas y los hombros apuntan directamente al frente, con la columna centrada entre las piernas. En su versión estática, sostenga hasta durante ocho respiraciones. Para recobrarse, revierta el camino tomado para entrar en posición. Repita con el otro lado.

En la versión dinámica, alterne el estiramiento de la pierna derecha al inhalar, con la flexión de la pierna al exhalar.

Abajo: **Cuando Siva, el dios hindú de la destrucción, fue desairado por el señor Daksa, en su rabia decidió crear al guerrero Virabhadra (abajo), con un pelo de sus revueltos rizos. Virabhadra se encargó de infligir la venganza de Siva, decapitando a Daksa.**

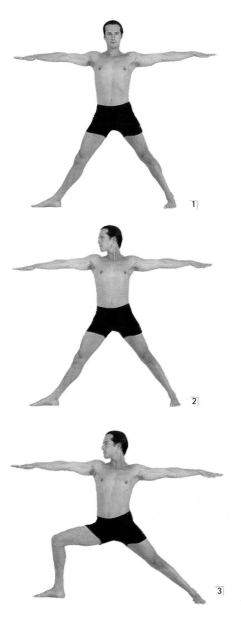

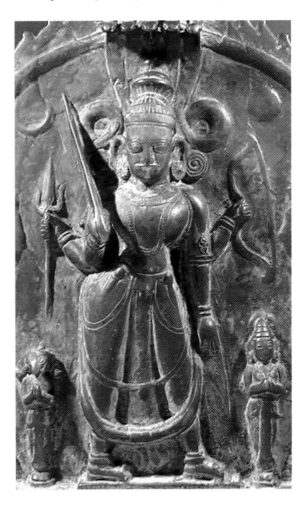

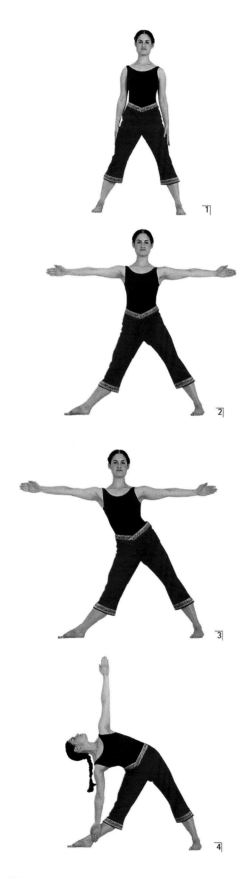

UTTHITA TRIKONASANA

Triángulo Extendido

utthita: extendido; trikona: triángulo

Comience en Tadasana (1). Separe las piernas a un nivel cómodo, luego gire el pie derecho hasta un ángulo de 90 grados, y el izquierdo hasta un ángulo de 45 grados. Mantenga ambos talones firmemente asentados en el suelo, con el fin de estabilizar la posición y mantener ambas piernas rectas durante todo el ejercicio. Las caderas y los hombros miran hacia el frente, con el peso distribuido uniformemente entre las dos piernas. Al inhalar, levante los brazos hacia los lados hasta la altura de los hombros, con las palmas hacia abajo y los dedos extendidos (2). Mantenga los hombros presionados hacia abajo constantemente.

Al exhalar, estire el cuerpo en sentido horizontal hacia la derecha, con los brazos paralelos al suelo (3); luego inclínese lateralmente a la altura de la articulación de la cadera, estirando la mano derecha frente a la pierna derecha, mientras la mano izquierda se estira verticalmente hacia arriba (4). Según su capacidad, ponga la mano en una de las posiciones optativas que se presentan más adelante. Sostenga durante algunas respiraciones. Mire hacia la mano levantada y mantenga. Si siente molestias, oriente la cabeza hacia el frente, o mire su mano derecha.

Opciones

(a) Sostenga el dedo gordo del pie.

(b) Ponga la palma de la mano sobre el suelo, frente al pie derecho.

(c) Ponga la mano sobre un bloque, frente al pie derecho.

(d) Sostenga la espinilla o el tobillo.

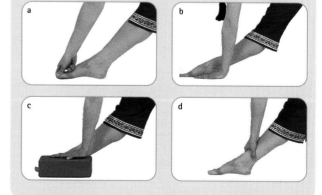

UTTHITA PARSVAKONASANA

Triángulo Extendido Lateral

parsva: lateral; kona: ángulo

Repita las instrucciones de Utthita Trikonasana, pero comience con las piernas aún más separadas. Llegue hasta la postura en la que los brazos están extendidos hacia los lados, el torso está recto y el pie derecho girado hacia fuera (1). Doble la rodilla derecha, con los dos talones firmemente plantados sobre el suelo en todo momento. (2); mire que sus piernas no estén demasiado abiertas. Mantenga su cadera hacia delante en el mismo lado de la rodilla que tiene doblada. Inclínese hacia el lado doblado, colocando la palma de la mano derecha en el suelo (3) o sobre un bloque delante del pie derecho (a). El brazo izquierdo se eleva verticalmente para que pecho y hombros se abran y se sitúen de cara al frente. Presione la parte de atrás del brazo derecho u hombro sobre el muslo derecho para alcanzar la postura. La pierna doblada debe lograr alcanzar una curvatura de 90 grados con el suelo. Mantenga la posición.

Puede intensificar el estiramiento extendiendo el brazo izquierdo sobre la cabeza, con la palma hacia abajo. Intente crear una línea recta desde el pie izquierdo a la mano derecha y los dedos. Para recuperarse, vuelva sobre las posiciones del ejercicio y relájese.

Haga ejercicios de contraposturas antes de repetir con el otro lado y después de hacerlo con ambos lados del cuerpo.

Coordinación

Para la versión estática, mantega la posición de tres a ocho respiraciones, inspirando con el lado abierto del pecho.

Opciones

Coloque su mano en un bloque delante del pie derecho.

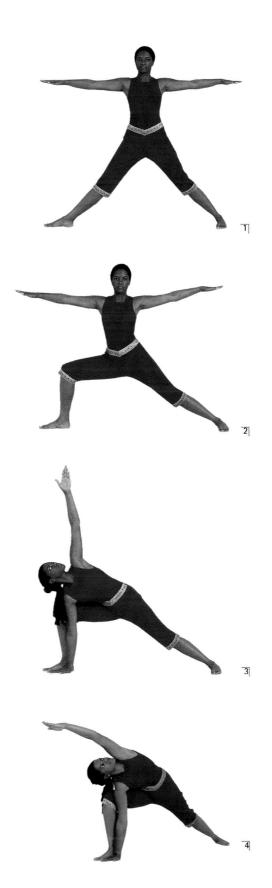

POSTURAS DE EQUILIBRIO

En este contexto, el equilibrio se refiere a la estabilidad en el proceso de construir y sostener las posiciones de Yoga. Supone encontrar un estado de soltura, aplomo y coordinación mediante el uso igualitario o en paralelo del cuerpo; por ejemplo, equilibrando ambos lados del cuerpo o las mitades inferior y superior. También implica encontrar el eje central para alcanzar el equilibrio al apoyarse sobre una o las dos piernas. Así, las posturas de equilibrio entrenan y aumentan la confianza en el sentido natural de equilibrio del cuerpo, al tiempo que desarrollan su fuerza.

Las posturas de equilibrio actúan para incrementar la fuerza de voluntad y la concentración. Para ello, llevan al individuo frente a sus limitaciones internas, poniendo a prueba la fuerza de voluntad que se requiere para mantener el equilibrio. Las limitaciones internas pueden referirse a experiencias físicas, mentales y emocionales que puedan ser un obstáculo para alcanzar un fácil equilibrio. Sea amable consigo mismo cuando se enfrente a estas limitaciones, a pesar de lo frustrante que puedan resultar. Así, los balances puede revelarle la manera en que la mente puede desequilibrarlo literalmente. Constituyen, por tanto, un indicador de su capacidad de concentración y enfoque mental, y ayuda a aquellos que trabajan en sus facultades mentales, al tiempo que cultivan la tranquilidad y serenidad internas.

EJERCICIO PREPARATORIO GENERAL

Al igual que para las posturas de pie, utilice el balanceo de piernas y manos (p. 70) para practicar el equilibrio sobre una sola pierna.

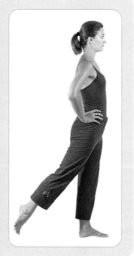

Consejos para conseguir el equilibrio

- Enfrente las posturas con la mínima tensión, para que se centre mejor y pueda alcanzar el estado de comodidad que permita que la respiración fluya con facilidad.

- Encuentre el estiramiento opuesto (extensión en dos direcciones) en las posturas de equilibrio. En posición vertical, este estiramiento supone una sensación de asentamiento hacia abajo a través de las caderas, piernas y pies, equilibrado por un alargamiento hacia arriba desde la cintura, la columna estirada y la cabeza asentada. El estiramiento opuesto también tiene lugar en los equilibrios de una sola pierna o cuando la postura no es vertical; por ejemplo, entre un brazo y una pierna que se extienden en direcciones opuestas. Encontrar los puntos de extensión opuesta que generalmente surgen del centro del cuerpo, puede ayudarle a alcanzar y mantener las posturas de equilibrio.

- Recuerde continuar respirando, de modo que la postura se sienta viva. Esto puede contribuir a contrarrestar la tensión.

- Busque un punto focal para sus ojos, y fije la mirada mientras está en equilibrio.

- Sea consciente de brindar soporte tanto a la pierna levantada como a la que está abajo; sienta que levanta la cintura de las caderas, para que las piernas se sientan más ligeras.

- Si necesita construir su confianza, practique los equilibrios cerca de una pared, utilizándola como soporte.

Precaución

Asegúrese de no realizar un esfuerzo agotador al mantener los equilibrios durante demasiado tiempo. Inicialmente, es preferible que los sostenga menos tiempo, quizá repitiendo el equilibrio, tras hacer unas cuantas respiraciones para recobrarse en una posición relajada de pie.

Utthita Hasta Padangusthasana

Equilibrio con la pierna estirada

utthita: extendido; hasta: mano; pada: pie
padangustha: pulgar o dedo gordo del pie

Comience en Tadasana. Ponga las manos sobre las caderas. Transfiera el peso de su cuerpo a la pierna izquierda, inhale y levante la pierna izquierda frente a usted, estirada. Las caderas deben estar al mismo nivel mientras levanta la pierna (1). Equilíbrese. Doble la pierna derecha de modo que pueda aguantar el dedo gordo del pie o la parte externa del pie derecho (2), y estire la pierna derecha frente a sí, manteniendo la pierna izquierda recta (3). Repita con el otro lado. Sostenga el equilibrio el mismo tiempo en ambos lados.

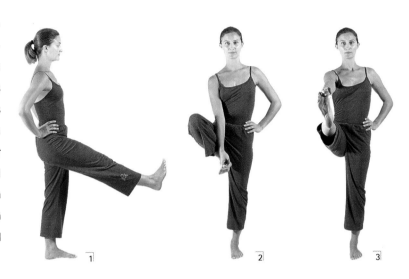

Natarajasana

El Bailarín

Nataraja: uno de los nombres del dios Siva,
también conocido como "dios de la danza"

De pie con los pies juntos. Pase el peso a la pierna izquierda y doble la derecha, sosteniendo la parte superior del pie o el tobillo con la mano derecha. Las rodillas permanecen juntas. Estire el brazo izquierdo hacia delante, con los hombros al mismo nivel (1). Equilibre la postura. A continuación, levante la pierna derecha hacia atrás, lo más alto que pueda, estirando al mismo tiempo el brazo derecho. Asegúrese de que el muslo derecho está orientado hacia abajo (2). Sostenga de tres a ocho respiraciones. Sienta el estiramiento en dos direcciones, entre el brazo izquierdo que se extiende hacia delante y el brazo y la pierna derechos que se extienden hacia atrás. Repita con el otro lado.

VRKSASANA

El árbol

vrksa: árbol

Comience en Tadasana. Doble la rodilla derecha y coloque el talón derecho lo más alto posible contra la parte interna de la pierna izquierda, con el objetivo de colocarlo en la ingle. Puede usar las manos para ayudar a colocarlo (1). La rodilla derecha apunta hacia fuera, mientras que las caderas miran hacia delante.

Ponga las manos en la posición de oración frente al esternón (2). Busque el equilibrio, sintiendo el estiramiento en dos direcciones entre la cabeza y el pie izquierdo sobre el suelo. Presionar el pie derecho contra el muslo puede resultar útil para equilibrarse.

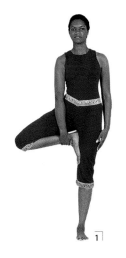

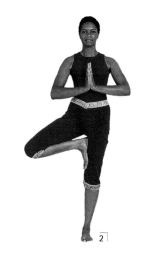

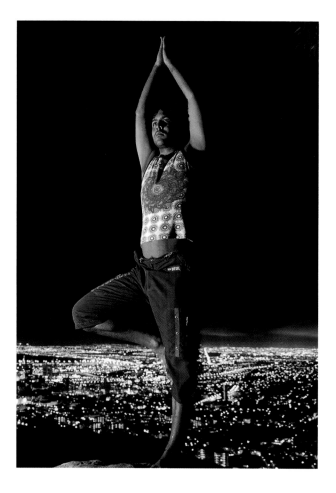

Opciones

Después de establecer la posición de oración en Vrksasana, estire los brazos por encima de la cabeza, con las manos aún en la postura de oración (a); puede entrelazar los pulgares para ayudarle a mantener la posición de las manos.

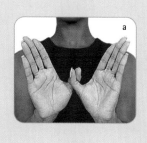

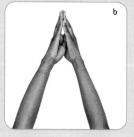

EQUILIBRIOS CON LAS MANOS

EJERCICIO PREPARATORIO

Apoyado sobre los pies y las manos, éstas deben permanecer debajo de los hombros en todo momento. Aleje una rodilla de la cadera, luego la otra, apoyándolas contra el suelo. Sosténgase, manteniendo una línea recta desde las rodillas a la cabeza.

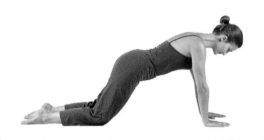

CHATURANGASANA

La Plancha

chatur: cuatro; anga: extremidad

(cuatro extremidades en contacto con el suelo)

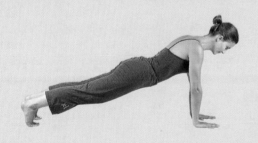

Apoyado sobre pies y manos, las manos debajo de los hombros y las rodillas bajo las caderas, doble los dedos hacia dentro y estire las piernas hacia atrás, levantando los hombros. Mueva el cuerpo hasta formar una línea recta desde la cabeza a los talones, evitando hundir la columna o mover las caderas fuera de línea. Sienta el estiramiento opuesto en dos direcciones, entre la coronilla que se mueve hacia delante y los talones que se extienden hacia atrás. Respire hacia el abdomen, para evitar que se acumule un exceso de tensión en este área. Para recobrarse, desande el camino utilizado para entrar en posición.

PURVOTTANASANA

La Tabla Inclinada (estiramiento hacia atrás)

purva: este (frente del cuerpo)

purvotta: intenso estiramiento del frente del cuerpo (es una versión de Purvottasana, conocida como el Medio Puente)

Siéntese derecho, con las piernas separadas a la distancia de las caderas y en paralelo, las rodillas dobladas y los pies planos sobre el suelo (1). Los brazos rectos, las manos descansando a los lados. Al inhalar, mueva el cuerpo hasta colocarlo sobre los pies, levantando las caderas para doblarse. Estire los codos, con los hombros hacia abajo (2). Deje la cabeza hacia atrás (3) o el cuello estirado, mirando las caderas. Al exhalar, deshaga el camino y entre en posición.

Repita de tres a ocho veces, inhale para entrar en posición y sosténgala en versión estática.

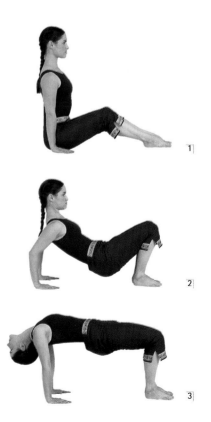

POSTURAS INVERTIDAS

Las posturas invertidas son una parte indispensable de la práctica del Yoga. Ejercen un efecto revitalizante sobre el cuerpo y la mente, e influyen así mismo sobre los centros de energía sutil del cuerpo.

A nivel fisiológico, las posturas invertidas aumentan la circulación de la sangre en todo el cuerpo, ayudando a nutrir los tejidos corporales. También son beneficiosas para el sistema endocrino, que a su vez influye sobre el funcionamiento del sistema inmunológico. La posición antigravedad de las posturas invertidas proporciona al sistema digestivo un descanso bien merecido, contribuyendo a mantener esta región tonificada y saludable. Al invertir el cuerpo, además, se ofrece un descanso al corazón y se incrementa el flujo de sangre al cerebro. Esto puede tener un efecto rejuvenecedor sobre las células del cerebro, mejorando facultades mentales como la memoria y las destrezas motrices.

En general, permitir que el cuerpo se relaje de su habitual postura de pie ayuda a contrarrestar y aliviar la tensión corporal. Las posturas invertidas contribuyen también a contrarrestar el tirón de la gravedad en el proceso de envejecimiento. Al promover el alargamiento de la columna y su elasticidad, se estimula la circulación del fluido espinal y permite que los nervios que nacen de la columna se comuniquen con más facilidad. Esto tiene un efecto energizante y nutritivo en todo el cuerpo, beneficioso hasta edades avanzadas. El aumento del flujo sanguíneo hacia los tejidos del rostro puede ralentizar el proceso envejecedor de formación de arrugas.

A nivel de los centros sutiles de energía, las posturas invertidas actúan en el centro de energía, o chakra, de la coronilla, asociado a la glándula pineal del cerebro. También conocido como el "tercer ojo", se cree que está asociado a estados más elevados de conciencia. La glándula pituitaria, considerada como la principal glándula endocrina, ubicada en la base del cerebro, se beneficia de las posturas invertidas. La pituitaria regula el funcionamiento de todas las glándulas del cuerpo. La postura sobre los hombros, el arado y el pequeño puente crean un flujo sanguíneo en la zona de la garganta, alimentando la tiroides, que regula el metabolismo.

Precauciones

Hay ciertas dolencias en las que la inversión resulta contraindicada. Si tiene dudas acerca de alguna dolencia que pudiera sufrir, consulte a su médico antes de intentarlo. Las posturas están contraindicadas en los siguientes casos:

- Si tiene una dolencia cardiaca.
- Si sufre de hipertensión.
- Si sufre de problemas oculares, como un desprendimiento de retina.
- Si tiene un problema en los oídos en el que se prohíban las inversiones del cuerpo.
- En caso de embarazo; a menos que tenga una gran experiencia previa en la práctica del Yoga. Incluso en ese caso, practique con cuidado, quizá con el soporte de una silla o la pared.
- Si está menstruando (excepto bajo la supervisión de un instructor).
- Si desarrolla dolores o molestias en el cuello, la columna o en alguna otra parte del cuerpo. Con frecuencia, las lesiones tienen lugar cuando el cuerpo no se ha sostenido con la alineación correcta. Es importante consultar con el profesor de Yoga antes de continuar la práctica.

Duración

Sostenga cada postura invertida de tres a doce respiraciones, o durante más tiempo si puede hacerlo con facilidad.

El Yoga es el cese de los movimientos en la conciencia. La práctica y el desprendimiento son los medios para tranquilizar los movimientos de la conciencia.

Yoga Sutras de Patañjali

PREPARACIÓN PARA SARVANGASANA

Boca arriba, con las nalgas cerca de la pared, de modo que las plantas de los pies reposen contra ella, con las rodillas dobladas (1). Piernas paralelas y juntas, o a la misma distancia de las caderas. Los brazos reposan a los lados, extendidos a lo largo del suelo, con las palmas hacia abajo. Camine con los pies sobre la pared (2), a medida que empuja las caderas hacia delante y elevando el pecho hacia la barbilla (3).

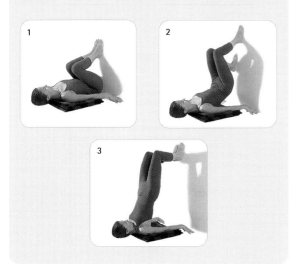

Opción

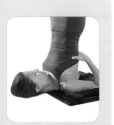

En la Postura sobre los Hombros, una sábana doblada proporciona una superficie suave y elevada para los hombros, reduciendo la curva de la garganta y la presión sobre el cuello.

SARVANGASANA

La Postura sobre los Hombros

sarvanga: entero, todo (beneficia a todo el cuerpo)

Acostado boca arriba, doble las rodillas, poniendo las plantas de los pies sobre el suelo, con las piernas juntas. Ponga las manos en las caderas o la cintura, con los pulgares orientados hacia delante sobre la cintura, y las palmas y los dedos bajo la espalda, a modo de soporte (1).

Al exhalar, balancee las rodillas levantándolas sobre el abdomen, manteniendo las piernas dobladas y elevando el torso. El peso del cuerpo se transfiere a los hombros y a la parte superior de la espalda. Presione los codos contra el suelo, al tiempo que las manos soportan la espalda (2). Junte los codos cuanto le sea posible, con cuidado de mantener las manos al mismo nivel sobre la espalda.

Enderece las piernas de modo que apunten diagonalmente hacia arriba (3). Sostenga la posición, relajando las caderas sobre el soporte de las manos (3). Para estirar esta posición, inhale al empujar sus caderas más arriba aún, llevando el pecho hacia la barbilla. Dirija las piernas y el torso hacia la vertical (4). Una vez más, junte los codos lo más posible, apretando los omoplatos uno contra otro, moviendo las manos para soportar la parte superior de la espalda lo más cerca posible de los hombros. Sostenga esta posición. También puede enderezar los brazos y ponerlos en el suelo, paralelos entre sí y apuntando lejos de su cabeza, con las palmas hacia abajo (ver el ejercicio preparatorio contra la pared).

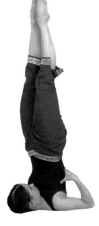

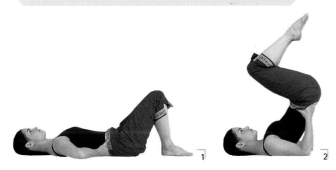

Ejercicios preparatorios

El siguiente ejercicio es bueno para desarrollar la fortaleza de los hombros a la hora de soportar Sirsasana (postura sobre la Cabeza). Arrodíllese sobre manos y pies y ponga los antebrazos sobre el suelo, con los dedos entrelazados y los codos a la misma distancia de los hombros (1). Doble hacia dentro los dedos de los pies y eleve las caderas, moviéndose

hasta la postura del perro con la cabeza agachada. La cabeza y las orejas permanecen alineadas con los brazos, de modo que la columna forme una línea recta desde la cabeza hasta el cóccix (2). A modo de preparación para la Postura sobre los Hombros y el Arado, practique el Pequeño Puente (Setu Bandha Sarvangasana).

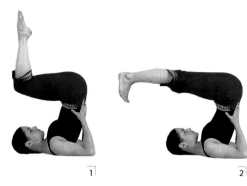
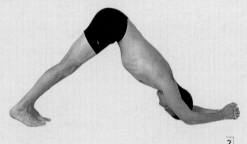

Halasana

El Arado

hala: arado

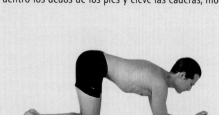
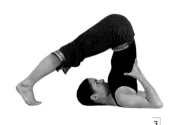
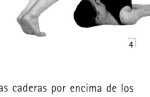

Desde Sarvangasana puede ir directamente a Halasana. Como alternativa, comience como en Sarvangasana, acostado boca arriba con los pies sobre el suelo y las manos soportando la cintura. Al exhalar, balancee las rodillas y muslos sobre el abdomen, elevando las caderas y el torso, y soporte la posición con las manos sobre la zona lumbar (1). Estire las piernas de modo que queden paralelas al suelo (2). Presione los codos contra el

suelo, para ayudarse a mover las caderas por encima de los hombros y llevar el pecho hacia la barbilla; los pies estarán relajados. Sostenga esta posición.

Si se siente cómodo, baje los pies hasta el suelo, manteniendo las piernas rectas (3). Entonces, si es posible, extienda los brazos, con las palmas hacia abajo, apretando los omoplatos entre sí para ayudarse (4).

Sasamgasana

La Liebre

sasamga: liebre

Éste es un ejercicio preparatorio para la Postura sobre la Cabeza. Ponga una sábana doblada en el suelo frente a usted. Comience en la Postura del Niño, poniendo los antebrazos y las manos sobre el suelo, de modo que las manos estén alineadas con las orejas, reposando sobre la sábana. Empujando con suavidad desde la parte inferior de la columna, elévese sobre las rodillas al tiempo que se posa sobre la coronilla (1). Utilice manos y brazos como soporte. A continuación, extienda los brazos hacia arriba, juntando las manos por detrás de la espalda (2). Contraiga los músculos abdominales y enrolle la columna vertebral, para ayudarse a sostener la postura.

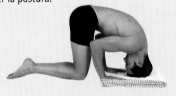

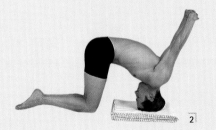

Salamba Sirsasana

Postura sobre la Cabeza

salamba: apoyado; sirsa: cabeza

Apoyado frente a la pared sobre manos y pies, las rodillas y las piernas juntas, ponga los antebrazos sobre el suelo, de manera similar al ejercicio preparatorio, con los dedos entrecruzados. La distancia entre los brazos puede ser un poco más pequeña que la de los hombros, para obtener una mayor estabilidad. Ponga la coronilla sobre la sábana, contra sus manos entrelazadas (1).

Doble los dedos de los pies hacia dentro y estire las piernas, caminando con los pies hacia su cabeza, hasta que el torso y las caderas se estiren verticalmente hacia arriba, con el cóccix o las caderas sobre la pared (2). Levante los pies y doble las rodillas por encima del abdomen (3), y lleve las plantas de los pies hasta que reposen sobre la pared, con las rodillas aún flexionadas (4). Estire las piernas hacia arriba, utilizando la pared como apoyo (5), y empuje las caderas hacia delante para que los muslos se alineen con el torso en la vertical. Trate de elevarse por encima de los hombros.

Cuando se sienta listo, baje de manera controlada, deshaciendo el camino andado para entrar en posición.

Contraposturas

Tras ejecutar la postura sobre la cabeza, relájese en la Postura del Niño. Más adelante también puede resultar útil pasar a Tadasana para hacer unas cuantas respiraciones, antes de relajarse en Savasana.

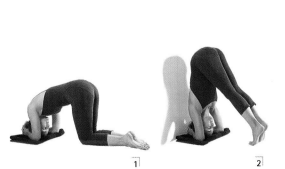

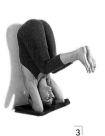

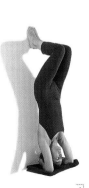

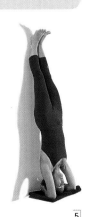

EN *la mitología india antigua, Surya era el dios del Sol. Surya Namaskar, la postura de la salutación al sol, se refiere a "saludar al sol", y es una secuencia de movimientos coordinados con la respiración, ejecutada con frecuencia inmediatamente después de levantarse. Es verdaderamente efectiva para que el cuerpo y la columna entren en calor, se estiren y se fortalezcan. Al estimular una respiración más profunda, Surya Namaskar incrementa la ingesta de oxígeno, mejorando, por tanto, la circulación de la sangre en todo el cuerpo. Como resultado, el cuerpo se revitaliza, lo que convierte a Surya Namaskar en una buena secuencia, así mismo, para el inicio de una sesión de Yoga.*

El objetivo de las sesiones tipo presentadas en este capítulo es el de demostrar a los principiantes las combinaciones de posturas, al tiempo que se les presentan sesiones de Yoga completas y fáciles de seguir, con el fin de que continúen su práctica.

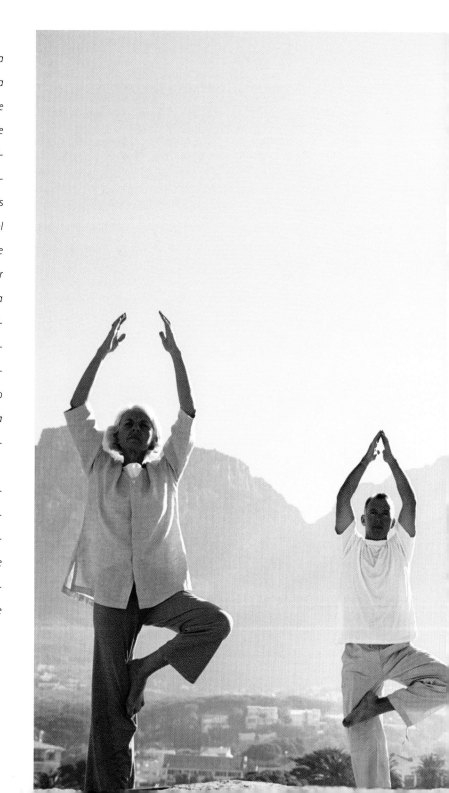

SEIS SESIONES TIPO

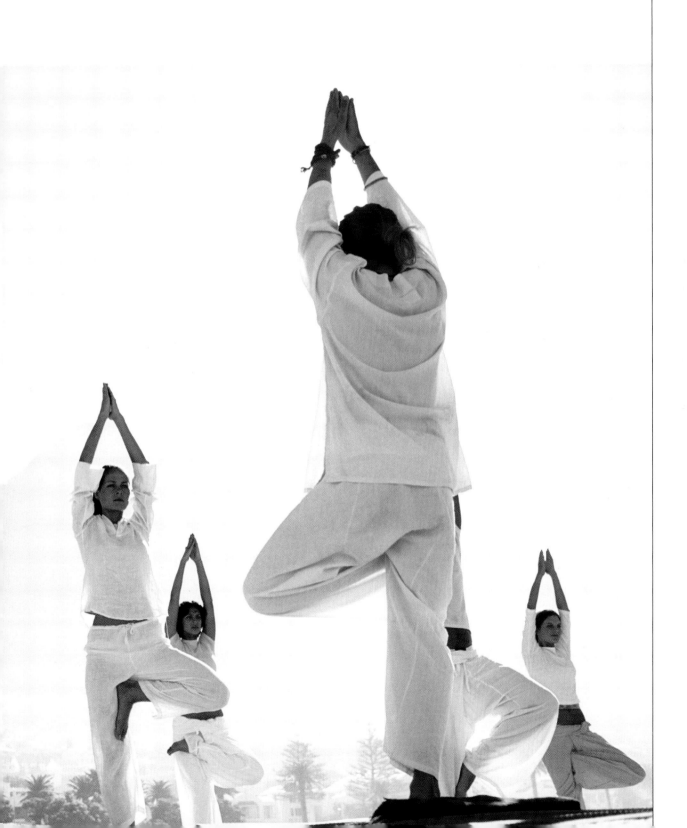

SURYA NAMASKAR

Salutaciones al Sol

surya: sol; namaskar: saludo, salutación

Las Salutaciones al Sol constituyen una secuencia de posturas de Yoga, ejecutadas sucesivamente, coordinando las respiraciones con el movimiento. Por sí mismas, pueden practicarse como una sesión independiente, o utilizarse como calentamiento al inicio de una sesión, para despertarle y energizarle.

Las series de la Salutación deben efectuarse un mínimo de tres rondas, aumentando hasta trabajar de ocho a doce. (Una ronda se refiere a la ejecución de una secuencia de Salutación, comenzando con la pierna derecha y repitiendo la secuencia con la pierna izquierda.)

Precaución

Esta secuencia no está recomendada para personas con hipertensión o con problemas cardíacos, o cualquier dolencia en la que las inversiones estén contraindicadas. Tampoco se recomienda durante el embarazo.

Con el tiempo, las metas deben ser las siguientes:

Paso 4: Estire las piernas, levantando las caderas hacia arriba en una flexión hacia delante.

Paso 5: Doblando hacia fuera los dedos de los pies de la pierna extendida, estire la pierna.

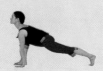

Paso 6: Sostenga la plancha, con el peso balanceado entre las manos y los dedos de los pies.

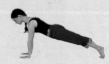

Comience en Tadasana, con las manos en la postura de orador o Player, ligeramente separadas del esternón (1). Al inhalar, estire los brazos por encima de la cabeza, manteniéndolos paralelos y estirándolos ligeramente hacia atrás. Flexione la parte superior de la espalda, mirando hacia arriba al mismo tiempo, con los brazos a ambos lados de las orejas (2). Apriete los músculos de las nalgas, para soportar y prevenir la extensión excesiva de la espalda.

Al exhalar, flexione el cuerpo desde las caderas, estirándose hacia delante (3) y hacia abajo, hasta poner las manos a cada lado de los pies, con las rodillas dobladas y la cabeza metida entre las piernas (4).

Al inhalar, estire la pierna derecha por detrás de sí, poniendo la rodilla sobre el suelo, los dedos en punta, las manos a cada lado del pie izquierdo. La pierna izquierda debe formar un ángulo de 90 grados (5). Levante la mirada, elevando la barbilla, o mire hacia el suelo.

Aguantando la respiración, estire la pierna izquierda hacia atrás, para unirse con la derecha. Mantenga el cuello y la cabeza alineados con la columna, el peso uniformemente distribuido sobre la parte inferior de las piernas y los brazos (6). Al exhalar, flexione los codos para bajar el pecho y la frente al suelo, sosteniéndolos a los lados. Mantenga las caderas despegadas del suelo (7). Al inhalar, empuje con sus brazos y deslice el pecho hacia delante hasta que las caderas reposen en el suelo, las piernas se estiren, los talones se junten y los codos se doblen, en la postura de la Cobra (8).

Exhale, baje el pecho al doblar los dedos de los pies hacia el suelo, levante las caderas y forme la Pirámide, estirando los brazos (9).

Inhale, pasando la pierna derecha hacia delante hasta colocarla entre las manos, formando un ángulo de 90 grados. Simultáneamente, baje la rodilla izquierda hasta el suelo. Levante la cabeza y eleve la barbilla, o mire hacia el suelo (10). Al exhalar, lleve el pie izquierdo para unirlo con el derecho y levante el torso desde las caderas, manteniendo las rodillas dobladas, con la intención de reposar el torso sobre los muslos, con la cabeza colgando hacia fuera (11).

Inhalando, extienda los brazos y el torso hacia delante y arriba, con los brazos a ambos lados de las orejas (12), estirándose ligeramente hacia atrás, como en una flexión hacia atrás (13). Levante la cabeza al hacerlo, apretando los músculos de las nalgas.

Exhale volviendo al inicio, con las manos en la postura Prayer (1).

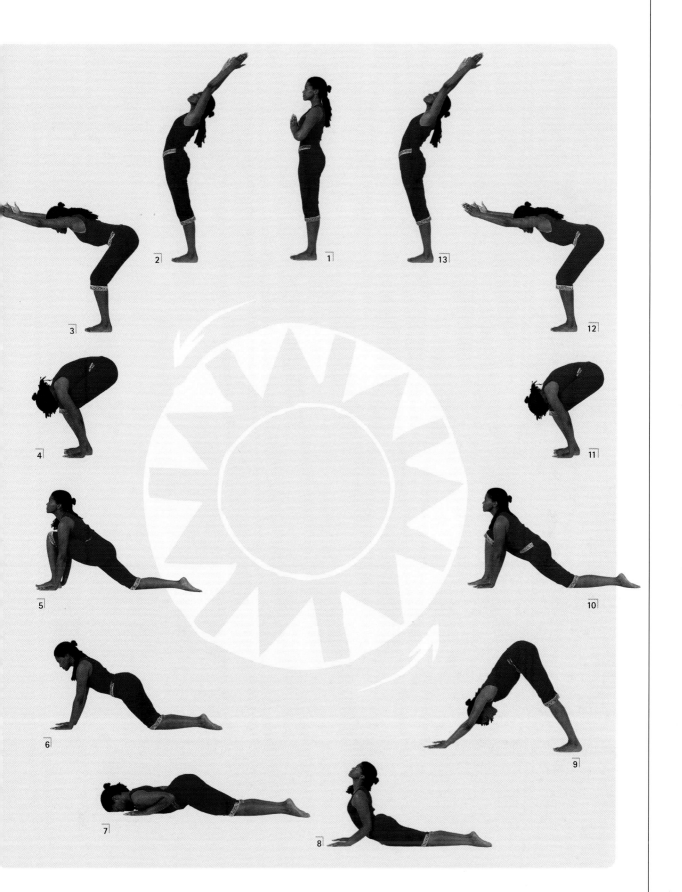

SESIONES TIPO

A continuación presentamos seis sesiones tipo de duración variable. Por razones de simplicidad, hay una silueta para cada postura, y cada una incluye la referencia del número de página en la que cada postura se describe en detalle. Practique cada postura al nivel que sea capaz y con el que se sienta cómodo, usando los ejercicios preparatorios para asegurarse de que ha calentado lo suficiente. Puede utilizar estos ejercicios como posturas si sus capacidades están a este nivel, usándolos como modo de trabajar hacia las versiones más avanzadas.

También debe cuidar de hacer la transición entre posturas lenta, suave y cuidadosamente; prestando atención a las sensaciones que tenga sobre la duración de las contraposturas antes de pasar a la siguiente posición. A menos que se indique lo contrario, use las contraposturas según las recomendaciones de las páginas en las que la postura seleccionada se describe en detalle, aunque estas combinaciones de posturas normalmente toman en cuenta las contraposturas. Es posible que quiera dedicarle más tiempo a las contraposturas o las posturas de reposo si lo considera necesario.

Hay numerosas formas de combinar posturas, y las diferentes escuelas de Yoga pueden tener sus estilos particulares. Siéntase libre para crear las sesiones que más convengan a sus necesidades individuales, utilizando el Cuadro Resumen de Posturas (ver p. 39), y consultando los consejos sobre el diseño de sesiones de Yoga seguras y beneficiosas. Así mismo, puede trabajar las posturas que practica en clase, utilizando el libro para ayudarle a que esta práctica casera sea segura.

Sesión de 15-20 minutos

- *Surya Namaskar (Salutación al Sol), ver p. 89.*
- *Cinco minutos de Savasana.*
- *Tres rondas de respiraciones; por ejemplo, verbalizando Ohm (al exhalar).*
- *Breve meditación concentrada en la llama de una vela.*

Sesión de 35 a 45 minutos

Foco: flexiones hacia delante.

Duración: de 20 a 35 minutos para las posturas, incluyendo las de reposo. Cinco minutos de respiraciones, cinco minutos de meditación.

 10 rondas de respiraciones Ujjayi en Vajrasana (estática) pp. 23, 46

 Gomukhasana (opcional –sólo brazos) p. 47

 Janu Sirsasana (dinámica, luego estática) p. 50

 Baddha Konasana y Supta Baddha Konasana p. 48

 Pascimottanasana (estática) p. 51

 Upavista Konansana p. 49

 Supta Vajrasana (brazos extendidos) p. 46

 Bhujangasana (estática) p. 58

 Uttanasana (dinámica, luego estática) p. 72

 Tadasana p. 18

 Vrkasana p. 80

 Savasana p. 26

Meditación

Sesión de 35 a 45 minutos

Foco: flexibilidad de la columna vertebral.

Duración: de 20 a 35 minutos para posturas, incluyendo las de reposo. Cinco minutos de respiraciones, cinco minutos de meditación.

 Bidalasana (sin estiramiento de las piernas) p. 55

 Supta Vajrasana (brazos extendidos) p. 46

 Chandrasana p. 57

 Bidalasana (dinámica, con extensión de piernas) p. 55

 Supta Vajrasana (brazos extendidos) p. 46

 Supta Vajrasana (dinámica) p. 46

Respiraciones: *1 a 3 rondas de Simhasana p. 24*

 Tadasana p. 18

 Virabhadrasana N.º 1 (con una contrapostura) p. 74

 Natarajasana p. 79

 Supta Vajrasana p. 26

 Tres rondas de Brahmari en Savasana p. 23

 Savasana p. 26

Meditación

Sesión de 35 a 45 minutos

Foco: desarrollo de la fuerza en los músculos abdominales.

Duración: de 20 a 35 minutos para posturas, incluyendo las de reposo. Cinco minutos de respiraciones, cinco minutos de meditación.

 Apanasana (dinámica) p. 27

 Elevación de las piernas p. 50

 Apanasana (estática) p. 27

 Pascimottanasana (dinámica y estática) p. 51

 Adho Mukha Svanasana p. 56

 Chaturangasana p. 81

 Adho Mukha Svanasana (opcional – repita la anterior, luego esta postura) p. 56

 Bhujangasana (estática) – pase a Bhujangasana vía Supta Vajrasana p. 58

 Paripurna Navasaba p. 52

 Savasana (breve) p. 26

 Matsyasana (breve) seguida de la contrapostura sugerida p. 59

 Tres rondas de respiración yóguica completa en Savasana p. 22

 Savasana p. 26

Meditación

Sesión de 1 hora – 1 ½ hora

Foco: torsiones espinales y flexiones laterales.

Duración: 45 min. a 1 ¼ hora para posturas, incluyendo las de reposo. 5-10 min. de respiraciones, 5-10 min. de meditación.

 Apanasana (dinámica, luego estática)
p. 27

 Jathara Parivartanasana (dinámica)
p. 63

 Apanasana (estática)
p. 27

 Pelota
p. 52

 Baddha Konasana y Supta Baddha
Konasana p. 48

 Pascimottanasana
p. 51

 Ardha Matsyendrasana
p. 65

 Supta Baddha Konasana
p. 49

 Upavista Konasana
p. 49

 Supta Vajrasana (brazos extendidos)
p. 46

 Tadasana
p. 18

 Virabhadrasana n.º 2
p. 75

 Utthita Trikonasana
p. 76

 Parsva Uttanasana (usar flexión hacia delante colgando en el centro como contrapostura) p. 73

 Supta Vajrasana (brazos extendidos)
p. 46

 Setu Bandha Sarvangasana
(estática, breve) p. 60

 Halasana (usando una breve contrapostura en Matsyasana) p. 84

 Savasana
p. 26

Respiraciones: Anuloma Viloma (sentado)
p. 24

Meditación

El Yoga es el método mediante el cual la mente inquieta se calma, y la energía es dirigida en canales constructivos. Así como un poderoso río, bien conducido con presas y canales, crea un gigantesco embalse de agua…, de la misma manera la mente, al controlarse, proporciona una reserva de paz y genera suficiente energía para la inspiración humana.

B K S Iyengar en *Light on Yoga*

Sesión de 1 hora – 1 ½ hora

Foco: flexiones hacia atrás.

Duración: 45 min. a 1 ¼ hora para posturas, incluyendo las de reposo. 5-10 min. de respiraciones, 5-10 min. de meditación.

Respiración: *3 vueltas de Brahmari, golpeando el pecho (en posición sentada) p. 23*

Supta Vajrasana (brazos extendidos)
p. 46

Ejercicios preparatorios de cuello y hombros
p. 54

Pascimottanasana (estática)
p. 51

Bidalasana (sin extensión de las piernas)
p. 55

Utkasana (dinámica, luego estática)
p. 71

Chandrasana
p. 57

Tadasana
p. 18

Supta Vajrasana (brazos extendidos)
p. 46

Virabhadrasana n.º 1 (flexión colgada hacia delante como contrapostura) p. 74

Setu Bandha Sarvangasana (dinámica)
p. 60

Natarasajana
p. 79

Apanasana (estática)
p. 27

Tadasana (breve)
p. 18

Purvottanasana (dinámica, luego estática)
p. 81

Supta Vajrasana
p. 26

Pascimottanasana (dinámica, repetir dos veces) p. 51

En Savasana, dos rondas de Brahmari (sin los golpecitos en el pecho) p. 23

Savasana
p. 26

Savasana
p. 26

Bhujangasana (dinámica, luego estática)
p. 58

Meditación

La perfección del cuerpo está constituida por la belleza de la forma, la gracia, la fuerza, la compresión y la dureza y brillantez de un diamante

Yoga Sutras de Patañjali

Cuando la pureza de la inteligencia es igual a la pureza del alma, el yogui ha alcanzado kaivalya, la perfección del yoga.

Yoga Sutras de Patañjali

CONTACTOS

ASHTANGA YOGA

Páginas web:

Ashtanga.com

power-yoga.com

IYENGAR CENTRES

(directorio internacional)

Páginas web: Bksiyengar.com

yogadirectory.com/centers_and_Org-

anizations/international/index/shtml

KUNDALINI YOGA (3HO FOUNDATION)

(directorio internacional)

Páginas web: Kundaliniyoga.com

yogibhajan.com.

SELF-REALIZATION FELLOWSHIP

(MEDITACIÓN DE YOGA)

3880 San Rafael Avenue, Dept. 9W

Los Angeles, CA 90065-3298 EE.UU.

Tel: (323) 342-0247, fax: 225-5088

Páginas web: yogananda-srf.org

SIVANANDA YOGA VEDANTA CENTRES

Páginas web: sivananda.org/index.html

sivananda.org/ash&cntr.htm

EE.UU. (NUEVA YORK)

SIVANANDA ASHRAM YOGA RANCH

PO Box 195, Budd Road

Woodbourne, New York 12788

Tel: (845) 436-6492, fax: 434-1032

e-mail: YogaRanch@sivananda.org

EE.UU. (SAN FRANCISCO)

SIVANANDA YOGA VEDANTA CENTER

1200 Arguello Blvd./Frederick Street

San Francisco, CA 94122

Tel: (415) 681-2731, fax: 681-5162

E-mail: SanFrancisco@sivananda.org

ALEMANIA (BERLÍN)

SIVANANDA YOGA VEDANTA ZENTRUM

Schmiljanstr. 24 (Gartenhaus)

U9 Friedrich-Wilhelm-Platz

12161 Berlin

Tel: (30) 85 99 97 99

Fax: 85 99 97 97

E-mail: Berlin@sivananda.org

FRANCIA (PARÍS)

CENTRE DE YOGA SIVANANDA

123, bd. de Sébastopol, 75002 Paris

Tel: (1) 40 26 77 49, fax: 42 33 51 97

E-mail : Paris@sivananda.org

REINO UNIDO (LONDRES)

SIVANANDA YOGA VEDANTA CENTRE

51 Felsham Road, London SW15 1AZ

Tel: (20) 8780-0160

Fax: 8780-0128

E-mail: London@sivananda.org

SUDÁFRICA (CIUDAD DEL CABO)

ANANDA KUTIR ASHRAMA

24 Sprigg Road

Rondebosch East 7780

Tel: (21) 696-1821 or 696-2078

e-mail: akya@iafrica.com

DIRECTORIO DE CORREOS ELECTRÓNICOS

DE LOS PRINCIPALES CENTROS DE

YOGA SIVANANDA:

Berlin@sivananda.org (Alemania)

BuenosAires@sivananda.org

(Argentina)

Chicago@sivananda.org (EE.UU.)

Delhi@sivananda.org (India)

Geneva@sivananda.org (Suiza)

London@sivananda.org

(Ontario, Canadá)

LosAngeles@sivananda.org

(California, USA)

Madras@sivananda.org (India)

Madrid@sivananda.org (España)

Montevideo@sivananda.org

(Uruguay)

Montreal@sivananda.org

(Quebec, Canada)

Munich@sivananda.org (Alemania)

NewYork@sivananda.org (NY, EE.UU.)

Paris@sivananda.org (Francia)

SanFrancisco@sivananda.org

(California, EE.UU.)

TelAviv@sivananda.org (Israel)

Toronto@sivananda.org

(Ontario, Canadá)

Vienna@sivananda.org (Austria)

ÍNDICE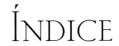

Las figuras en negrita indican que las notas aparecen en fotografías.

AGRADECIMIENTOS

Los editores quieren agradecer a Carol Francis, profesora de Yoga del método Iyengar,

por ofrecernos su estudio y por su consejo en las sesiones fotográficas, así como

a nuestras increíblemente flexibles modelos de Yoga, Gaenor Ziegelasch, Jennifer

Stephens y Henry Crafford. También damos gracias a Claudine de Namasté Yoga

et Exercise Wear, por permitirnos utilizar su bello vestuario.

CRÉDITOS FOTOGRÁFICOS

Todas las fotos son de Nicholas Aldridge y Ryno Reyneke, para New Holland Image

Library (NHIL), excepto los siguientes fotógrafos y/o sus agencias (los derechos de autor

pertenecen a estas personas o a sus agencias).

4–5	Ernst Wrba	30	Stone/Gallo Images
6–7a	Photo Access	34	NHIL/Dirk Pieters
6–7b	Nicholas Aldridge	42	Photo Access
6–7c	Nicholas Aldridge	43	AKG London/British Library
6–7d	Stone/Gallo Images	45	Stone/Gallo Images
6–7e	NHIL/Massimo Cecconi	53	AKG London/British Library
6–7f	Stone/Gallo Images	54	Photo Access
6–7g	NHIL/Massimo Cecconi	58	ICCE Photolibrary (Dr M.A. Haque)
8–9	Stone/Gallo Images	64	AKG London/British Library
10	AKG London/British Library	68	Photo Access
11	Deykers/F1 Online	71	Hutchison Picture Library
12	AKG London/British Library		(Nick Haslam)
20	Picture Box	75	Hawkes, Asian Art
28	Schuster/F1 Online	86–87	Stone/Gallo Images